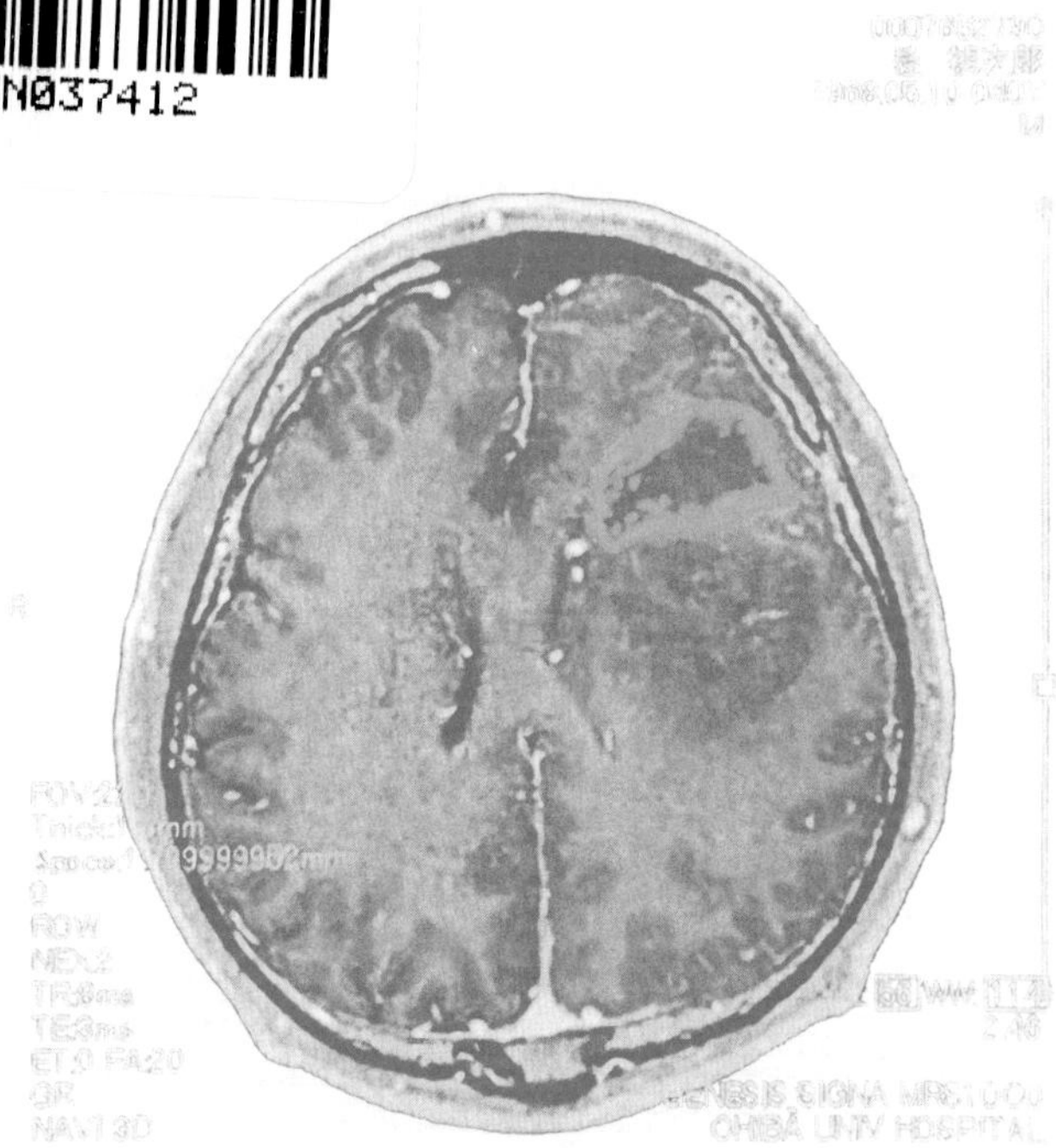

がん征服

Susumu Shimoyama
下山進

Conquering
Glioblastoma,
the Hardest Cancer to Cure

新潮社

がん征服　目次

がん征服

プロローグ　覚醒下手術

もっとも難しいがんと言われる脳腫瘍のグレード４「膠芽腫」。平均余命は診断後15カ月。朝日記者の桂禎次郎は、開頭後に麻酔をさますという覚醒下手術をうけることに同意した。

朝日新聞記者の桂禎次郎が目覚めると、ブルーの術衣を着た主治医の岩立康男《いわだてやすお》がたっていた。

「桂さん、気分はどうですか。始めますよ」

２００９年３月12日、12時30分すぎ。

千葉大学医学部附属病院の手術室。

桂の頭は、鉄製の固定器で、四点で支えられている。それを頭頂部側から見ると頭蓋が取り外され、脳がむきだしになっているのがわかる。

言語聴覚士の女性がカードをもって「これはなんですか？」と目の前に差し出して聞く。

「ブランコです」

脳の表面には、８×４＝32の金属片が張り込まれた透明なシート（グリッドという）が、しかれている。これを電極の二つの棒で指し電流を流す。

カードの絵柄をよどみなく答えていた桂が突然、言葉を発しなくなる。

そのグリッドの二点の場所を別の言語聴覚士が記録していく。

その箇所は言語野にあたるため、切除すると言葉が発せられなくなる障害がでるということ

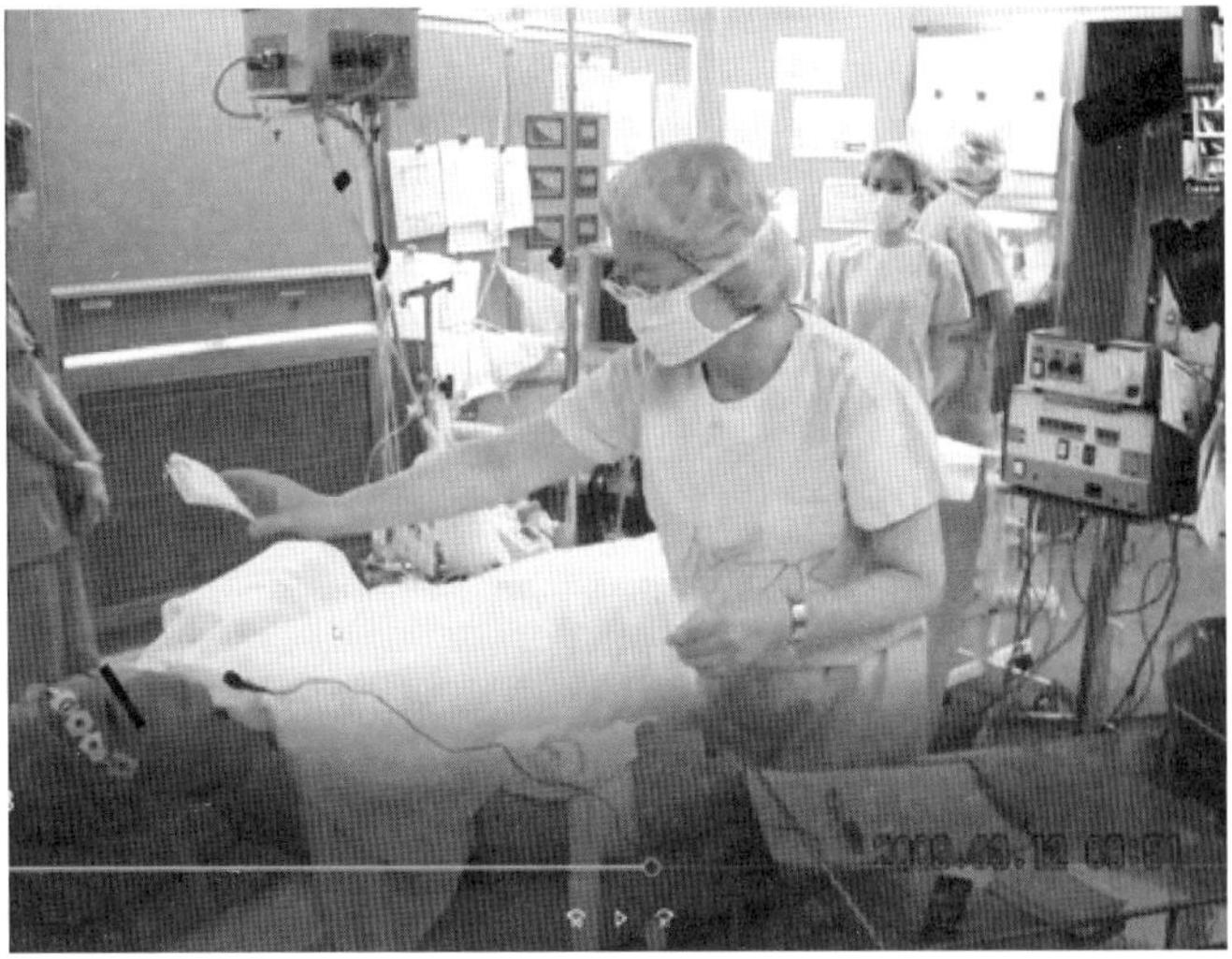

2009年3月12日。千葉大学附属病院手術室で。開頭した状態でカードを読む。

だ。

　いったん、全身麻酔で患者を眠らせ、その間に開頭手術をし、脳をむきだしにした状態で、覚醒させる。そのうえで、腫瘍周辺の部分を電気刺激をしながら、カードを患者に読み取らせて発話させる、あるいは腕を動かさせる。

　そして、切除してよい場所をぎりぎりの部分まで見極める。

　これを覚醒下手術という。

　このような普通の人々にとっては想像もつかない手術が生み出されたのは、桂に見つかった「膠芽《こうが》腫《しゅ》」というもっとも予後の悪いがんのためだ。

　カメラから発せられる赤外線を三つのボールでとらえる手術用ナビゲーションシステムで、脳の立体的な位置はスクリーン上でも捕捉できるようになっている。

　脳波計に乱れがあるときには、てんかんの前兆である場合が多いので、すぐにその箇所に水をかける。このようにして、むきだしになった脳がてんかんによる痙攣によって危険な状態になるのを防ぐ。

もともと、覚醒下で脳の一部分を切除するという手術は千葉大では1998年にてんかんの手術から始まっていた。桂のケースまでに8例を岩立は執刀していたが、どんな患者にでもできるという手術ではない。

脳がむきだしのまま覚醒するのだ。パニックになる患者もいる。そうすると、脳はいちばんデリケートな部位だから、命にかかわる。

なので、この手術を行う患者は慎重に選ぶ必要がある。桂は、新聞記者であったので、そもそも診断の時も、「包み隠さず言ってほしい」と岩立に切り込み、「正直言って厳しい。このままでは一年ももたない」という診断も冷静に聞いていた。

そして何よりも、手術後も新聞記者を続けたいという希望を強く持っていた。

桂の腫瘍は左側の前頭葉の部分にある。ここは、言語野と重なってくる部分だ。腫瘍はとればとるほど、余命は伸びる。しかし、言葉をつかさどる部分をとることはできない。

だからこそ、そのぎりぎりのラインまで腫瘍をとるために、覚醒下手術を、桂は選択をしたのだった。

死の円環

桂が最初にはっきりと異変を感じたのは、手術の一カ月ほど前の2月7日のことだ。この日は、引退を発表した堂本暁子千葉県知事の会見があった。千葉市のホテルでの会見をこなして、翌日の朝刊用の記事を書いた桂だったが、いつもは右側にある頭痛が、左の頭に起こっていたことに気がついた。しかも異様な痛さだった。「なぜ！」とわざわざ日記にしたためている。

それから約2週間後の2月20日の夕方に、県庁の公園緑地課のソファで、てんかん様の発作を起こして突然倒れた。救急車で千葉医療センターに搬送され、そこで、磁気共鳴断層撮影（MRI）で脳の画像をとった。

その画像にリングエンハンスが写っていたのだ。

中央の黒い部分は腫瘍によって栄養がいかずすでに壊死している部分、そしてそれを取り囲むようにして腫瘍と思われる部分がうつっている。

この画像がでたときには、「膠芽腫」を疑う。

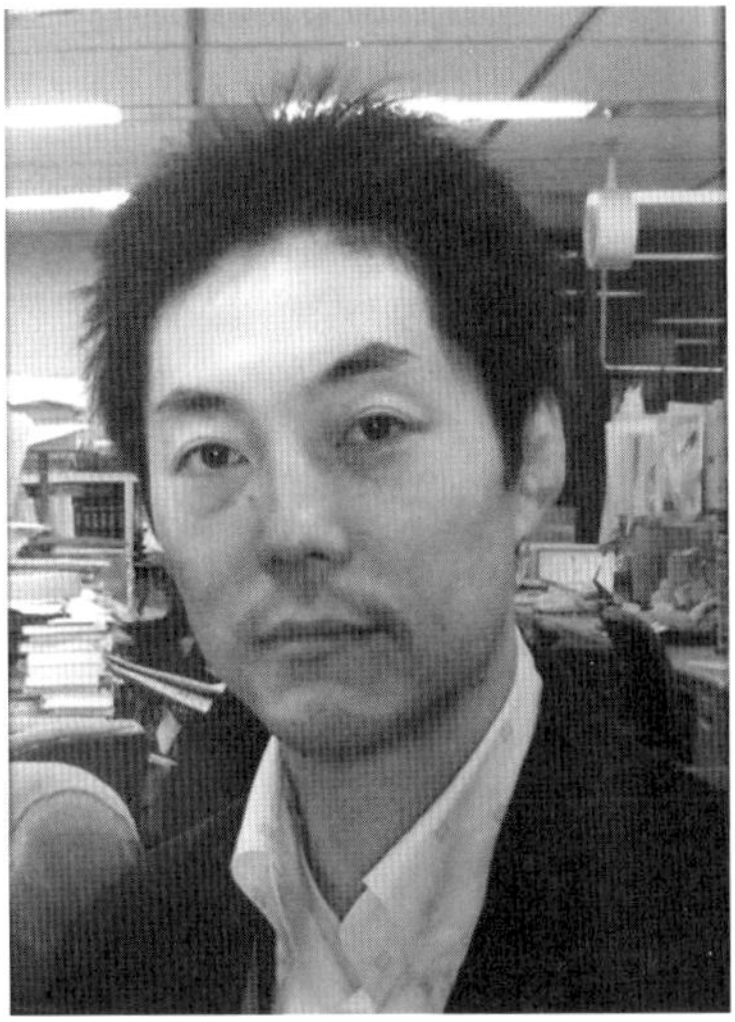
桂禎次郎

金沢大学医学部の脳神経外科医で、膠芽腫が専門のひとつである中田光俊は、外来でそのリングエンハンスがうつったMRIの画像をみたその瞬間に、わずか2年以内に半数以上がなくなる運命になることを「瞬時に理解し覚悟する」と学会誌に書いている。
この白い環の画像は「死の円環」とも言えるのだ。
桂の場合も、千葉医療センターに搬送され画像をとった時点で、医療センターの医者は「GM susp（膠芽腫疑い）」とカルテに記入している。2月26日に退院した桂は、高校の柔道部の後輩で、金沢大学医学部の脳神経外科の医者だった喜多大輔《きただいすけ》に電話をして、今後について相談をしている。

膠芽腫ということで喜多は、「ちょっと厳しいです。人生の優先順位をつけておいてください」と言ったうえで、手術をするのであれば、千葉大がいいのではないかと勧めた。というのは、千葉大は、まだ金沢大学では行っていなかった覚醒下手術をすでにおこなっている数少ない大学だったからだ。

桂は千葉大学附属病院に入院をし、覚醒下手術をうけることになった。

母親の高子《たかこ》と上司の立ち会いのもとで行われた岩立による説明はこうだ。

「造影される部分の一部だけの摘出では治療効果は低いと考えます。言語の機能を残しながら、造影される部分を全摘することが、治療のチャンスをつかむぎりぎりの選択です。そのために、覚醒下手術という選択肢はあります」

このようにして、本人の了解をえて、説明の翌々日には手術がおこなわれた。

発見から三週間とたたないうちに手術が行われたのは、膠芽腫の進行がきわめて早いからだ。膠芽腫は早期発見がほぼ不可能ながんである。仮に一カ月ごとにＭＲＩをとっていても、見落としてしまうということを書いている論文もある。それほどに進行が早いのだ。

さらにややこしいのは、正常組織とがん細胞の境目がわかりにくいということがある。まさに膠《にかわ》のように、正常細胞に入り込んでいる。

この病気の難しさを、総合南東北病院で長年脳外科医をやってきた渡邉一夫は「この病気はどんなに上手に手術をしても治せない」と表現した。

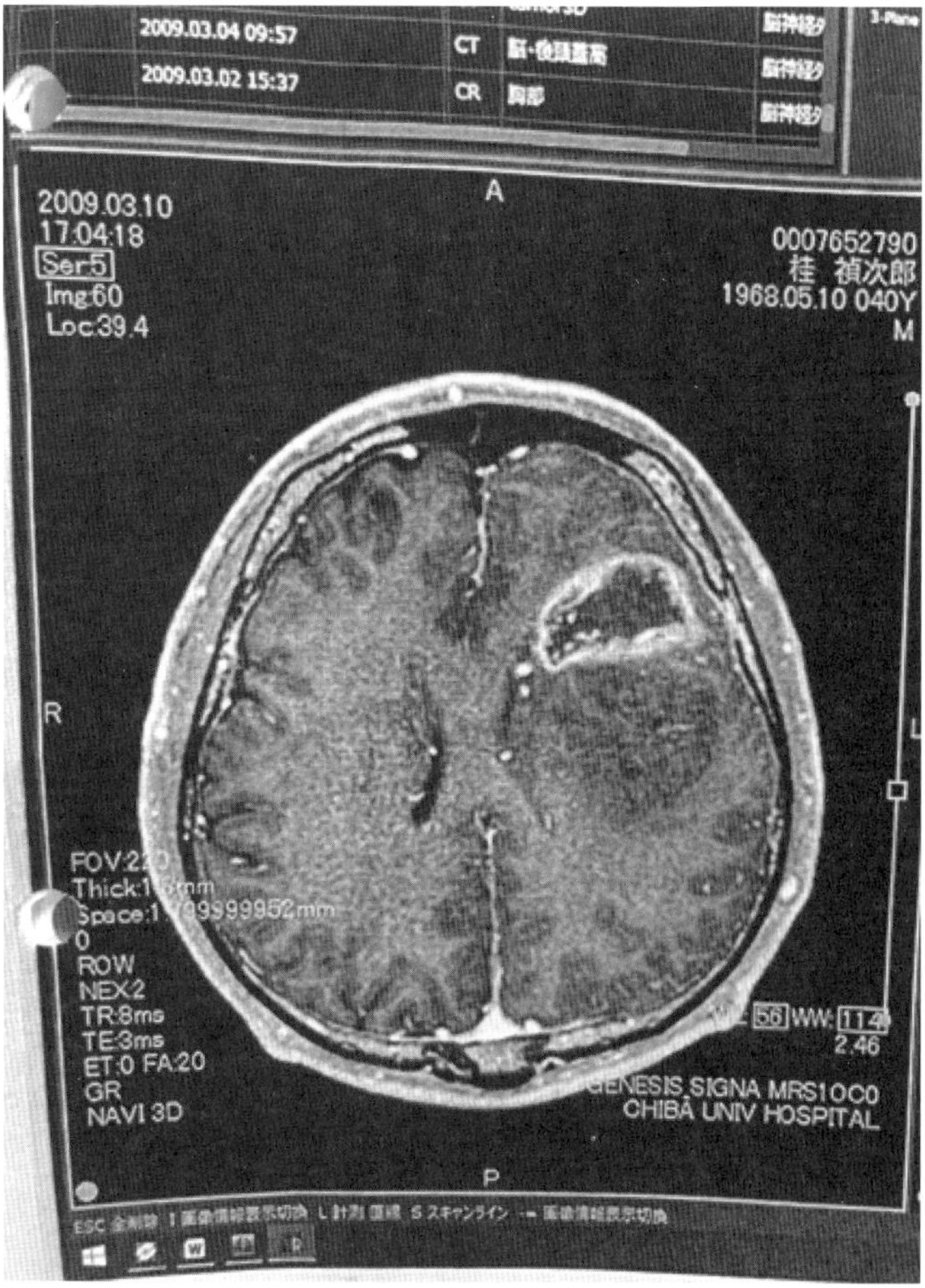

脳の画像は下からとるので左右が逆になる。
桂禎次郎の2009年3月10日のＭＲＩ画像。
左脳に「リングエンハンス」があることがわかる。

しかし、千葉大の医師、岩立は、いつももしかしたら治せるかもしれないと思って手術に臨むことにしている。

腫瘍を摘出

桂は骨開頭した状態で、言語聴覚士が示したカードを30語、声に出して読んでいった。

「まくら」

「ぶらんこ」

「ふね」

「ぼうし」

「もも」

と順調に読んでいたカードを突然読めなくなったところは言語野にかかっている。

「……」

このようにして、14時38分には、切除できる腫瘍の範囲がわかった。

ここで、もう一度、麻酔をかけ桂を眠らせるのである。

そして完全に麻酔がきいたあとで、患部を切除していく。手術用ナビゲーションシステムで、腫瘍の場所は、モニター上黄色で指示されている。このモニターを見ながら、腫瘍部分を慎重に切りだすのだ。言語に携わる脳の部分を傷つけないように、ミリ単位のメスさばきが要求される。

腫瘍をすべて摘出し終わったのが、16時21分だった。

直径にして5・5センチほどのラグビーボール型の腫瘍が取り出されている。

閉頭が始まった頃には、手術室の看護師達が帰宅する時間になっていた。

それまで手術室で見学をしていた桂の高校時代の後輩、金沢大学医学部の医師、喜多大輔は、見学のお礼と治療の役に立てればとの思いから、手洗いし、手術に参加することになった。

閉頭は手術にとって、大切なプロセスだが、緊張を要する場面はとっくに終わっている。岩立ら外科医たちは結構リラックスしている。その雰囲気の中で、喜多大輔は、桂が立命館大学の柔道部時代に、バルセロナオリンピックの金メダリスト古賀稔彦《としひこ》を投げた話をした。

天理高校の道場で集合の予定が、同じ敷地内の天理大学の道場に行ってしまい、そこでたまたま全日本の合宿が行われていて、胸をかりて乱取りの稽古をしたのだと、桂に聞いたことがある。

「桂さんが右組手から突然左へ組み替え、渾身の一本背負いを仕掛けたところ、古賀さんの体が宙に浮き、背中から畳へと……。古賀さんは、『チッ』と舌打ちし、立ち上がった後、『片手背負い』以外の技をかけなかったそう。桂さんにとっては、投げられ、立ち上がった瞬間、組む間もなく、また投げられ続けるということになった」

そんな話がうけた。

麻酔で眠っている桂は、まさか、こんなことを話されているとは思いもしなかっただろう。

このようにして「覚醒下手術」の長い一日が終わったのである。

職場に復帰する

「手術は大成功。もちろん、寿命がどれだけか、わからない。が、君の場合、5〜10年以上生きる可能性は十分ある」

主治医の岩立は、その日の夜に、病棟の桂を訪ね、こう言っている。

膠芽腫は5年生存率が当時で10パーセント弱。しかし、岩立は、リングエンハンスのあった主要部を摘出したことで、望みはあると思った。言語野にかかる部分に腫瘍は残存しているが、このあとは、放射線と2006年に承認されたテモゾロミド（商品名テモダール）という抗がん剤を使う。そうすれば腫瘍をコントロールできるのではないか。

手術を終えてしばらくは、桂は言葉がうまくしゃべれないなどの障害があったが、すぐによくなり、5月15日に千葉大学附属病院を退院する。その際に、桂が所属していた千葉総局の朝日の記者たちに送ったメールが残っている。そこにはこんなことを書かれてある。

〈命を規定された人生を生きていくというのは、いささかつらいものがあります。いくら、自分なりに思い切ってがんばろうと思っても、後ろから首根っこをつかみとられている感じがある。今回は、一度入ったそういう世界から、おぼれて死なずに、なんとか抜けだせる可能性がありますす〉

こうして6月半ばには、職場復帰をはたし、自分の手術の体験も記事にして出稿ができた。

6月23日に出たこの記事を見て岩立は、ああ、このまま何も起こらずによくなって、膠芽腫からの生還という記事が最終的に書けるようになればいいなと思った。

すさまじいスピードで腫瘍が広がる

しかし、9月28日にとったMRIの画像に、岩立は衝撃をうける。

もう左前頭葉の中心部に2センチほどの白い影が見て取れた。

再発である。

このころ、桂が朝日の一期後輩で仲のよかった野村周にあてたメールは、どことなく諦観が漂うような文面だった。野村が組合専従になって報道の現場を離れ「経営陣と対峙する」と悲壮な決意をしたためて桂に送ったメールへの返事だった。

〈のむらさま
すごいですね、「別の高揚感」。
……っていうか、そっちの経営知識があられたら、絶対に「ふつうの会社員」に近くなりますよ。→→それがのちのち、記者のためになる。プラスに考えましょう〉

再発をするともう手だてがなかった。

再手術という方法がとれる患者もいるが、桂の場合、あっという間に、腫瘍が右脳にまでもひろがり手のほどこしようがなかった。

次第に話をしなくなり、意識レベルがおちていって、寝たきりになった。

メールをもらった野村は、12月にお見舞いにいきたいと思ったが、社会部長代理に「桂はやりとりができる状態ではないから、お母さんと連絡をとるように」と言われた。

桂の母の高子に連絡をとって千葉大附属病院にいく。

病室の桂は、目をひらいて天井をみつめていた。

が、話ができる状態ではなかった。

ただ、手を握ると、柔道をやっていたごつい手でぎゅうっと握り返してきた。それを見て母の高子が、「ああ、野村さんのことはわかっているんだね」と言った。

年が明けて1月30日、桂は本当に眠るように逝った。享年41。

膠芽腫をたて糸とした治療法の開発史

膠芽腫の患者を救えなかった脳神経外科医の思いを、金沢大学医学部の中田光俊はこんなふうに表現している。

〈病院の地下の長い廊下を外来から病棟へ向かうと霊柩車が待つ駐車場に行き着く。ここに病棟で亡くなられた方が運ばれ、静かに見送られる。私はこれまで自身の無力さを痛感しながら何度ここで頭を垂れたことだろう〉

進行が電光石火のように早く、どんなに慎重に手術をしてもとりきれずに、再発すると半年もたたずに亡くなっていく膠芽腫というがん。

がんの治療法は、手術、抗がん剤、放射線というみっつの標準療法がある。

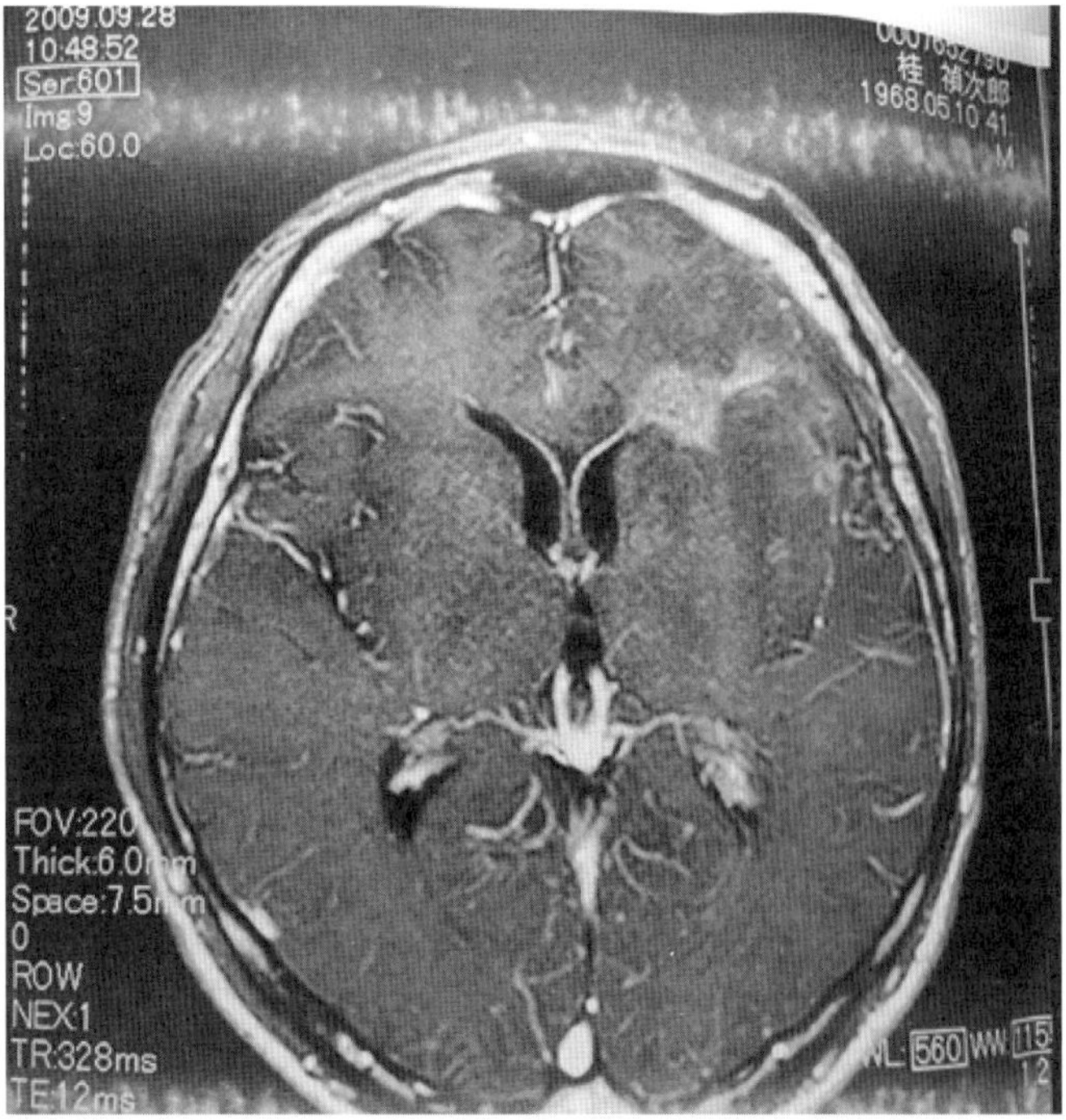

2009年9月28日の桂禎次郎のＭＲＩ画像。
左前頭葉に2センチほどの白い影がある。

標準療法以降のがんの治療法の歴史を、と出版社に依頼された私が、この病気を縦糸にして書くことが、標準療法以降の療法の開発史を書くことになると気がついたのは、取材を始めてだいぶたってからのことである。

開頭をして、脳がむきだしの状態で麻酔をさまし、摘出部分をさぐるという想像もつかないような手術をしても、助からない難しい病気。

その手術のあと放射線を限度いっぱいまで浴び、抗がん剤も処方されてきたにもかかわらず、あっという間に再発し、亡くなっていくのだ。

しかし、だからこそ、他に治療法がないということで、さまざまな治療法がこの病気に挑んできた。

あるアプローチは、遺伝子を改変したウイルスを患部に感染させることで治療しようとし、またあるアプローチは、光に反応して収縮する物質をがんだけに届けることで、がん細胞ひとつひとつを殺して治療しようとする。

その中でももっとも歴史の長い、原子炉をつかってがんを治療するという奇想天外な治療法の話から始めよう。

舞台は、２００２年1月23日の大阪府熊取にある京都大学が持つ実験用の原子炉にうつる。

この日、膠芽腫の摘出手術をしたが、桂のように再発をしてしまった61歳の男性の患者が、最後の望みをかけてその治療をうけたのである。

まだ厚生労働省の承認をうけた治療ではない。臨床試験としての治療だった。

そのやりかたとは、ホウ素剤を点滴したうえで、開頭手術をし、むきだしになった脳の患部に、原子炉からとりだした中性子をあてるという方法だった。

それをホウ素中性子捕捉療法（ＢＮＣＴ＝Boron Neutron Capture Therapy）という。

証言者・取材協力者・主要参考文献

岩立康男、喜多大輔、野村周、桂高子、渡邉一夫
「死から学ぶこと」中田光俊　金沢大学十全医学会雑誌　２０１８年11月
２００９年６月23日の朝日新聞朝刊の桂禎次郎執筆の記事
『脳の寿命を決めるグリア細胞』岩立康男　青春出版社　２０２１年11月

第1章　原子炉でがんを治す

どんなにうまく手術をしても治らない脳腫瘍「膠芽腫」に最初に挑んだのは、原子炉を使った奇想天外な療法だった。京大出身の脳神経外科医宮武伸一はその可能性にかける。

２００２年１月23日のその日の大阪は未明から降り始めた雪でうっすらと雪化粧をまといはじめていた。気温は、午前６時で、０・５度。降りしきる雪のなかを救急車は出発したことになる。

高槻市の大阪医科大学の附属病院を出た救急車は、一路、大阪府熊取にある京都大学原子炉実験所に向かっていた。

救急車に乗って搬送されているのは、61歳の膠芽腫が再発した男性の患者である。一緒に乗っているのは、主治医の宮武伸一と助手の川端信司。

高速が雪のため通行停止になるかと危ぶまれたが、なんとかのることができた。しかし、遅れて出発した大学院生の車の時には、雪のため高速は使えなくなっている。

「君のやり方は未来すぎる」

当時47歳の宮武は、一年半前に京都大学医学部の脳神経外科から移ってきたばかりだった。

京都大学で宮武は天才脳外科医と言われた菊池晴彦に師事していた。菊池は、脳梗塞の手術で、血流を再開させるために皮膚の血管と脳の血管一ミリを顕微鏡の下で縫い合わすという術式を確立した脳外科医で、他にもバルーンを血管に挿入して膨らませたりと、創意工夫をこらして手術自体の方法も変えていった男だ。

宮武は、そうした菊池について、膠芽腫の患者を大勢みた。

手術をして、まず膠芽腫を摘出する。しかし、どこかに腫瘍が残っており、再発する。再発すると、半年でなくなっていく。年間20例の手術を行ったが、次々に患者は死んでいった。医者は頭を垂れ、死者を幾度となく見送る。

若い宮武は、手術以外の方法がないのか、と渇望するようになる。

師とあおいでいた菊池は現場の職人で、論文をほとんど書かなかったが、しかし、自分の下の医者が研究することを奨励した。

「脳外科医の最終目標は手術をなくすことだ」とは菊池の言葉だが、手術という方法の限界を、職人ゆえによくわかっていたのである。

宮武はそうした中で、ウイルス療法に可能性を見いだし、京大にあったウイルス研究所にも顔を出すようになる。これは、腫瘍にだけ繁殖するように遺伝子改変したウイルスを患者に感染させることで、がんをやっつけようという方法だ。90年代の当時、ジョージタウン大学にいたロバート・マルトゥーザがそうしたウイルスの開発にとりくんでいた。

そのマルトゥーザと国際学会のポスター発表でとなりあわせになったことが縁となり、京都大学の附属病院の助手を休職し、93年に、マルトゥーザの研究室で無給で働くことになる。教授の菊池はこころよく送り出してくれた。

ところが95年1月に帰国すると、菊池にかわって脳神経外科の教授になった男と宮武はそりがあわなかった。

新しい教授は、典型的な手術偏重の教授でしかもすぐに成果を求めた。手術で腫瘍を全摘したらどれだけ全生存期間（Overall Survival ＝ＯＳ）が伸びたかの論文をかけという。確かに、この課題であれば、すぐに論文にすることができる。しかし、このような論文は自分でなくとも書ける。手術をしても手術をしても次々になくなっていく膠芽腫の患者に、何か根本的な治療法はないか、それを探るのが自分の役割だ。

宮武は、どんな相手でも、納得できないことは、率直に口に出すタイプの研究者だ。

「手術で摘出することの意味がわかりません。膠芽腫の場合そうやっても残るわけですから」

そんなやりとりを教授と続けているうちに、

「君の話はあまりにも未来すぎる。30年後、50年後にならないとその成果はでないよ」と引導を渡され、京大を出ることになった。こうして高槻にある私大の大阪医科大学に流れ着いたという経緯だった。

２００２年1月の朝の寒気のなかを、熊取の京大原子炉実験所に向かう救急車に乗っている宮武にはそんな背景があった。

ウランではなくホウ素を核分裂させる

大阪の梅田からＪＲと徒歩で一時間半、大阪府熊取にある京大原子炉実験所。その準備委員会ができたのは、１９５６年、すでに始まった冷戦のなかで、原子力の平和利用がしきりと唱

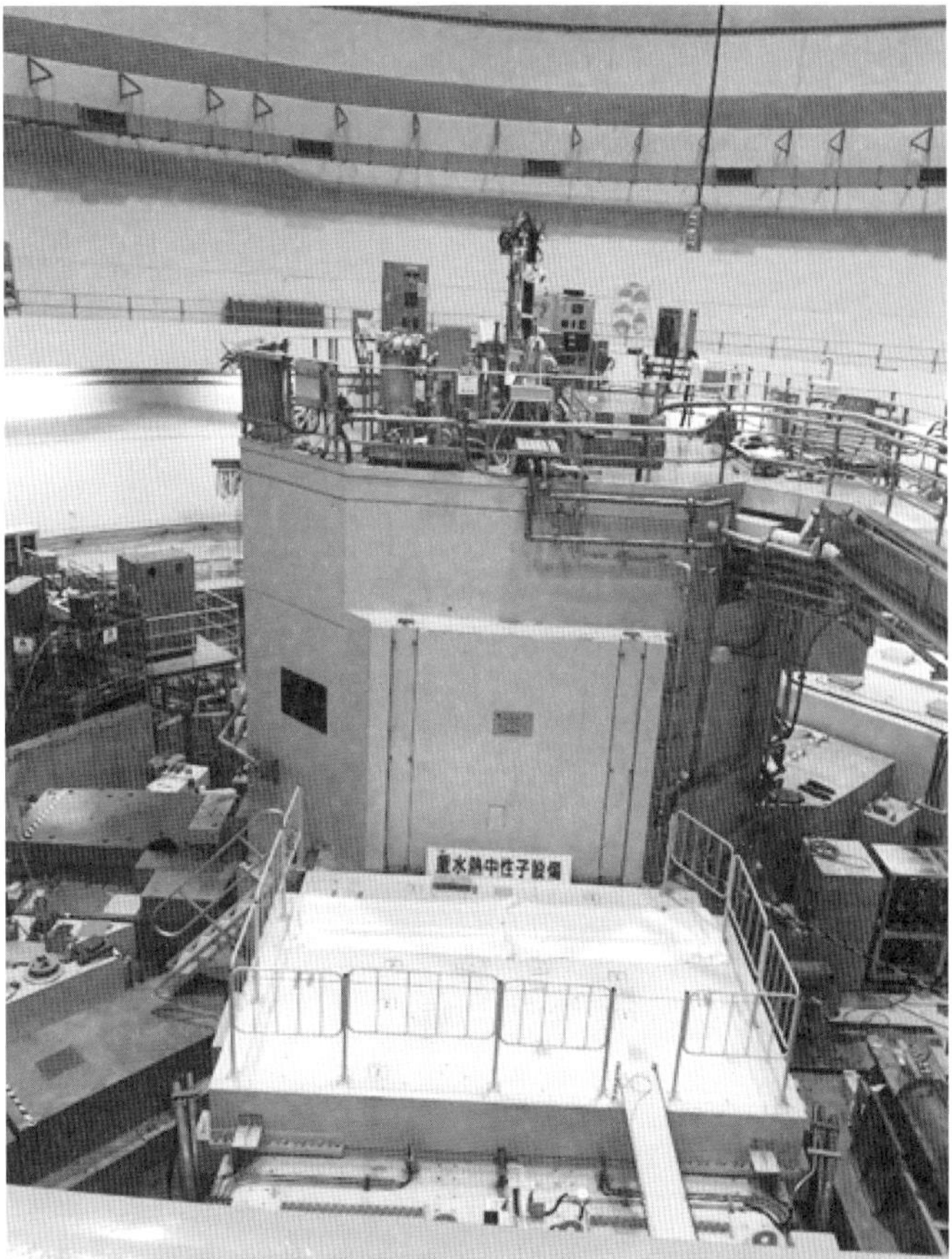

京大原子炉建屋の内部。正面が日立製の原子炉（撮影下山）。

えられていた時期でもあった。初代の準備委員長は、陽子や中性子を互いに結合させる媒介となる中間子の存在を１９３５年に予言し、ノーベル賞を受賞（１９４９年）した湯川秀樹。５０００キロワットの軽水炉が稼働したのは、研究所設立1年後の１９６４年だった。

この実験所がユニークだったのは、放射能に関するさまざまな分野の科学者が常駐し医学、物理学、農学、化学等々垣根を越えた研究をしたことだ。

原子炉を使ってがんを治療するというホウ素中性子捕捉療法（ＢＮＣＴ）もそのひとつだ。ＢＮＣＴは、もともとは、１９３６年に、ドイツからアメリカにわたったゴードン・ロシャーという物理医学者が提唱したアイデアだった。放射線を利用した医学は、１９２０年ごろからさかんに研究されるようになったが、その中心となった The American Journal of Roentgenology and Radium Therapy というジャーナルに掲載された論文「中性子の生物学的効果と治療の可能性」に端を発して発展したものだ。

そのアイデアはこうだ。

原子に中性子をあてると核分裂がおこる原子がある。たとえばウラン２３５に中性子をあてると、イットリウム95とヨウ素１３９に分解されさらに中性子が出る。そのとき質量がわずかに失われるのだが、この質量差が莫大な熱エネルギーとして放射される。それを利用したのが、原子爆弾であり、原子炉だ。核分裂は中性子の放出をともなってなされるから、連鎖的に核分裂がおこり、広島の街ひとつを壊滅させるほどのエネルギーになる。

しかし、ボロン（ホウ素）という原子に中性子をあてると、リチウム原子核とヘリウム原子核に分裂するが、中性子は出ないのである。そしてこのときの分裂で出るエネルギーは細胞一個を殺す程度の微弱なエネルギーだ。

つまり、がん細胞だけにボロン（ホウ素）を付着させる方法がわかれば、中性子を照射して、健康細胞を傷つけることなく、がん細胞だけを殺すことができる。

１９５０年代から米国で臨床試験が行われていたＢＮＣＴだったが、中性子が２・５センチの深さまでしか届かないことや、ホウ素をがんに集積させる方法がわからなかったことで、はかばかしい成果があげられていなかった。それが、90年代に、原子炉からとりだす中性子をエネルギー量の多い熱外中性子にかえる仕様変更が可能になった。京大の原子炉も、２００１年にはこの熱外中性子をとりだせるようになっていた。これによって中性子が届く範囲は２・５センチから6センチへと深くなる。またがん細胞にだけホウ素を付着させる方法も、悪性黒色腫が、メラニン色素を食べて成長することにヒントをえて、メラニンの前駆体のチロシンに似たドーパという物質にホウ素をつけたＢＰＡというホウ素剤が、日本人の手によってすでに開発されていた。

そして、このＢＮＣＴを京大原子炉実験所でとりまとめてきたのが、京都大学医学部放射線科出身の教授小野公二だった。その熱外中性子を使ってＢＮＣＴをやる患者がいたら、「紹介してや」と同じ京大出身の脳神経外科医、宮武伸一に頼んでいたのである。

ウイルス療法への疑問

宮武は、小野には「熱外中性子という新しい中性子源があるから今までとはちがうんや」と聞いていたもののＢＮＣＴ自体には半信半疑だった。事実、それまで宮武が京大の原子炉実験所を使って行った臨床試験ではうまくいった例はなかった。

宮武は、大阪医科大学にうつってきてからも、ウイルス療法の研究を続けていたが、しかし京大とは違って、私大の大阪医科大学には、研究する設備が貧弱だった。そして、宮武自身、ウイルス療法自体にも、しだいに疑問をもつようになっていた。

マルトゥーザの研究室にいた時、自分の前にいた慶應の研究者がこんなことを言ったのだ。

「細胞とウイルスのタイムレースをしているかぎり、がん細胞の増殖のスピードには勝てない」

たしかに、ウイルスはがん細胞だけで繁殖し、がん細胞を殺すが、しかし、それを上回るスピードで癌細胞が増えるので、結局は効かないのではないか。

京都大学の附属病院時代から続いている「膠芽腫」との戦いで、宮武は正直言って打つ手はないのではないか、とも思うようになっていた。そんな時期に、小野に「熱外中性子を使ったBNCTをやってみんか」と誘われたのである。

ためしにやってみるか

61歳のその患者の最初の手術は、宮武が大阪医科大学にうつってくる前の2000年9月に行われている。右側の頭部にできた膠芽腫の全摘出の手術を行った。その後、抗がん剤と放射線で治療したが、2001年11月に再発した。この時から宮武が担当になった。12月6日に再度開頭して、再発部分の摘出の手術を宮武は執刀している。

しかし、その再手術では、脳の機能の大事な部分を温存するために、とりきるというところまでは難しい。

打つ手がない状態だった。

フィルムカンファレンスがあった。フィルムカンファレンスとは、患者の画像を見ながら、主治医だけではなく、病院の他の医師たちも集まって治療の基本方針を決める会議だ。

ここで、教授の黒岩敏彦から「宮武君は京都大学でＢＮＣＴを何回かやっていたよね。あれをためしにやってはどうかな」という提案があったのだった。

宮武は小野が、中性子の性質が変わったからいい患者がいれば紹介してほしい、と言っていたことを思い出し患者とその妻にＢＮＣＴのことを説明したのだった。

「ＢＮＣＴという方法があります。○○さんの場合は、手術と放射線、抗がん剤をやってからの再発ですから、他に正直言って有効な治療法がないんです。ただし、この方法は研究中のもので確立されたものではありません。治療は病院の外でやることになります」

どこでですか？　とその男性の患者が聞くと宮武は「原子炉施設です。熊取にある京都大学の原子炉実験所で行います」と返した。驚く夫妻に宮武は続ける。

「原子炉施設と言っても、専属の看護師や放射線科の医者がいます。ここで、手術をして開頭し、中性子線を患部にあてます。なので感染等は、通常の手術室で行うより、危険性は高い。そして中性子線といえども放射線の再照射になるので、片面麻痺等の重篤な後遺症の発生する可能性もあります」

妻が、この新しい提案に積極的だったこともあり、この日の照射が決まったのだった。

１月５日に書かれた研究炉医療照射使用申込書にはこうある。

〈通常の手術および放射線治療では治癒は望み難い。ＢＮＣＴが唯一治癒を期待しうる治療法と考える〉

妻も救急車に同乗し、宮武や川端らとともに、熊取の原子炉へと雪がつもりつつある道を急いでいた。

61歳の男性には前日のうちに、ホウ素剤であるBPAが点滴によって投与されている。投与を担当したのは、当時助手であった川端信司。

川端は大阪医科大学のはえぬきで、脳神経外科に所属していた。ガンマナイフなどの放射線をあつかっていたことから、この日開頭手術を手伝ってほしいと声がかかった。

メスや鉗子、ピンセット、ハンマーなどの手術道具一式を二セット（開頭用と閉頭用）大学病院から外に持ち出す手続きをおこなったのは川端だ。川端はこの日になるまでホウ素中性子捕捉療法（ＢＮＣＴ）なるものを全く知らなかった。原子炉で患部に中性子を照射すると聞いて驚いたが、その場で開頭手術をするのだという。現地は原子炉の建屋だから手術の道具など何もない。だから持っていかなければならないと聞いて二度驚いた。

原子炉建屋に患者が到着

大阪府熊取にある京都大学原子炉実験所に患者と医師団が到着をしたのが午前8時30分。ゲートで身分証明書を確認し、小高い丘をまっすぐにのびる道を登って原子炉棟へと救急車は横付けされる。

救急車から患者は、ストレッチャーに乗った状態でその建物に運び込まれる。入り口のところで、宮武や川端ら全員に線量計がわたされた。

長い廊下をとおって、原子炉建屋の入り口のところまでくる。職員のみがもっているカード

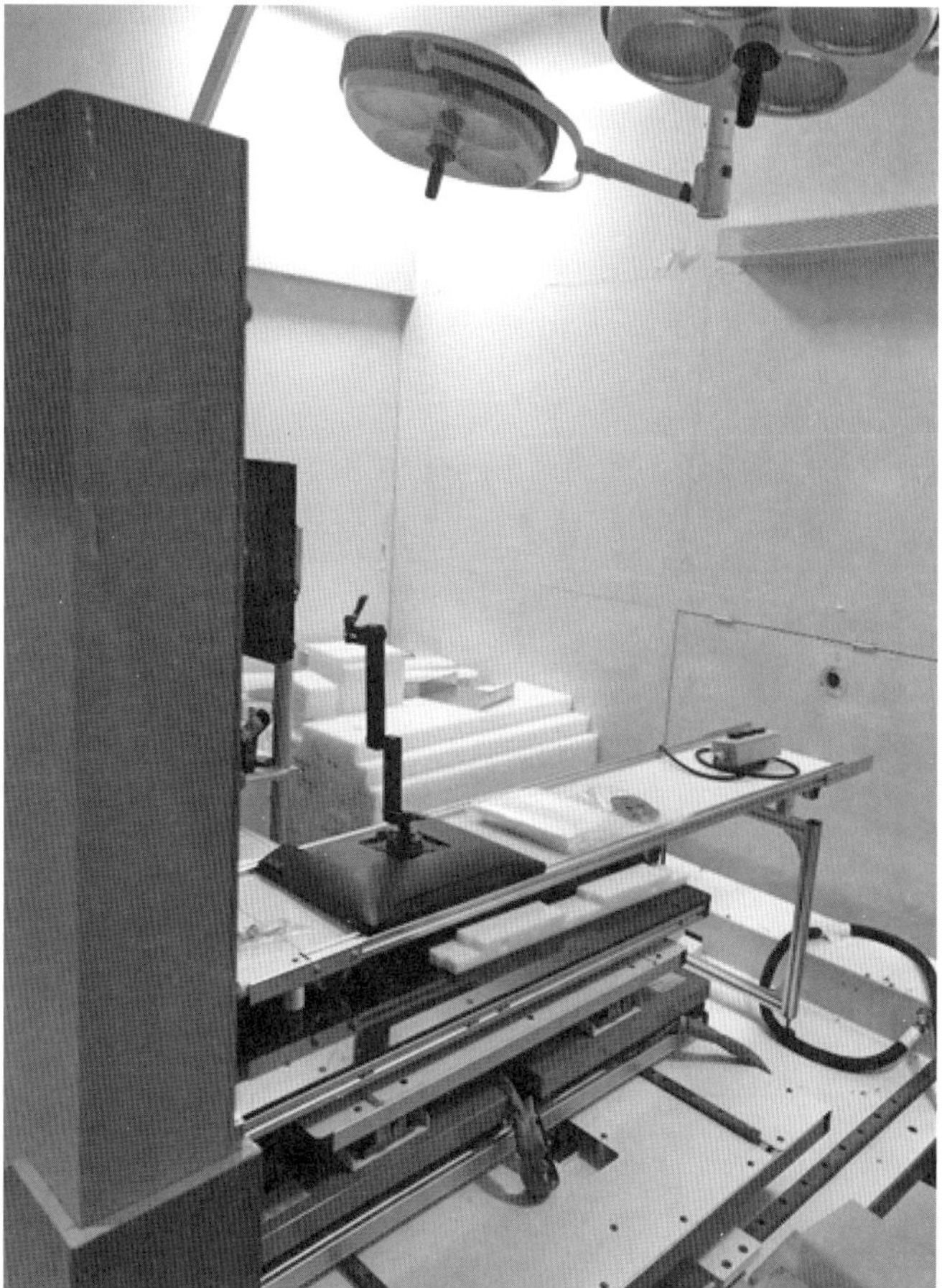

原子炉建屋の中に設けられた手術室。開頭手術後、患者を載せたストレッチャーはレールにのって中性子のとりだし口まで移動する（撮影下山）。

をかざして、厚さ72ミリの鉄の扉を回してあける。二重になっているのは、原子炉がある建屋の中の気圧を低くして、放射性の物質を外にださないようにしているためである。

建屋内部は暖房設備がなく1月の冷気がおしよせ寒い。電気ストーブをいくつもいれているが、医者の吐く息が白い。小野公二をはじめとする物理系のスタッフはすでに待機していた。

処置室と呼ばれる手術用の簡単なケージが、原子炉の近くにあった。麻酔医が全身麻酔をかけたあとに、開頭手術が始まる。

午前10時。

すでにこの患者の場合二度開頭手術をしているので、手術としては簡単で、頭皮をひらいたあとに、骨弁をとめてあるねじをはずすのである。そうすると、ぱかっと開いて脳がむきだしになる。くも膜という透明な膜に包まれて、水のように透明な脳脊髄液に浸された脳が見える。以前の熱中性子の時代には、開頭した脳の再発部分にピンポン玉をいれこむ必要があった。ピンポン玉をいれるのは、中性子は水の中より空気の中のほうがよく通るからだ。熱中性子は2・5センチほどしか届かないのでその必要があった。が、今回は6センチの深度で届く熱外中性子を使えるよう設計変更をしているからその必要はない。

処置室から、手術台がレールをつたって、中性子の取り出し口までボタンひとつで移動できるようになっている。

開頭したままの患者が、レールをつたって中性子取り出し口の部屋に移動していく。右頭部を取り出し口に固定する形で患者の位置を調整する。

この中性子取り出し口の部屋に残ることができるのは、患者だけである。患者は全身麻酔がとけていない。この部屋は照射の前に閉じられ、医師たちはモニターで中の様子をみることに

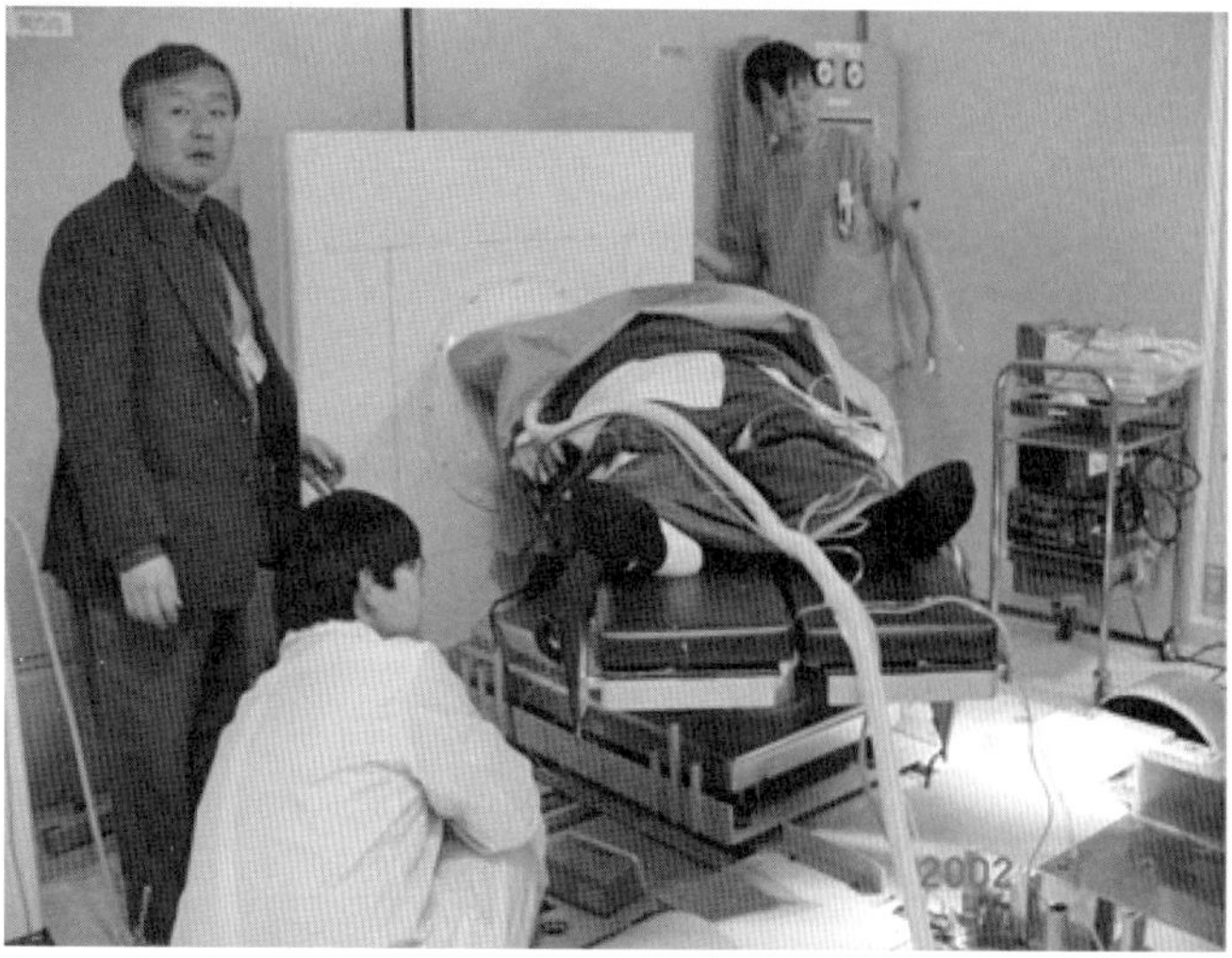

2002年1月23日、照射日当日の写真。右奥が宮武伸一。背をむけているのは川端信司。左が京大原子炉実験所の教授だった小野公二。

なる。患者が動いてしまうと、他の箇所が被曝することになるので、手術は中止になる。

照射の時間は1時間。

午前11時から、照射が始まった。

日立製の1963年の原子炉では、ウランの核分裂が続いている。そこで発生した中性子は、中性子導管を通じて、患者の右脳へと照射されるのだ。

中性子はそれ自体は、体を通り抜けていってしまうが、しかし、中性子をあびた物質が放射化して放射能を出す。ホウ素の場合は、細胞を一個殺すくらいのエネルギーしかでないことはすでに書いた。

1時間の照射が終わり、患者は処置室に戻される。閉頭の手術がすぐに始まり、骨弁を再びねじで止めて、頭皮を縫い合わせて閉じる。

このようにして、熊取の原子炉での長い一日が終わったのだった。

高槻の大阪医科大学に帰る午後には、雪はやんでいた。

きれいに消えている

大阪医科大学附属病院に、照射をうけた患者は戻り、照射48時間後にMRIで画像をとった。この画像をとったのは、この療法のことを何もしらずに、一緒に京大原子炉実験所での開頭手術を手伝った助手の川端信司だった。

開頭手術をして、脳に直接中性子線をあてる。なので、どんなひどいことになっているのだろうと恐る恐るモニターを見ていたのだが、息をのんだ。あったはずの腫瘍が8割がた消えているのだ。

宮武がその画像を見るのは、教授回診の前のフィルムカンファレンスの時のことだ。院生が、蛍光ライトで写真を見ることのできるシャウカステンに一枚、一枚写真をはりつけていく。教授の黒岩や、他の出席者からもどよめきがおこる。

「これは」

宮武も眼を疑った。

照射前まで白っぽく写っていた右脳の腫瘍が消えていた。

宮武がウイルス療法を離れて、ＢＮＣＴにのめりこむことになった最初の症例だった。

ところが、それから6カ月後、ＭＲＩをとると、以前のように白い影が戻ってきていた。だめか。

もう手だてがない。

患者の妻を呼び、その写真をみせながら「残念ですが、再再発です」と言って治療をやめることを告げざるを得なかった。

その61歳の男性は、桂禎次郎と同じように、意識レベルがおちていき、それから三カ月後にやはり眠るように亡くなった。

宮武や川端らの無念の思いのなか、遺体となった患者は、病棟から霊安室へそして霊柩車の待つ出入り口へと運ばれていった。剖検はしていない。

が、この再々発が、実は再々発ではなかったのではないか、ということに宮武が気づくのは、それからまもないころのことである。

この謎について触れるのは、光免疫療法とウイルス療法の起源の話をしてからということになる。

このノンフィクションは、三つの療法の開発史が絡みあうように進んでいく。探索研究、実用化にむけてのスポンサー探し、承認のための治験、規制当局との承認プロセス、これらを経ていくうちに、比較の中から多くが見えてくるはずだ。

次章では、後に楽天の三木谷浩史というスポンサーを得て、光免疫療法というまったく新しい治療法を実用化することになる男の話をしよう。その男、小林久隆も、もともとは、中性子捕捉療法に関わっていたのだった。

証言者・取材協力者・主要参考文献

宮武伸一、小野公二、川端信司、田中浩基、吉野和夫、Robert L. Martuza

京都大学原子炉実験所　照射記録

Biological effects and therapeutic possibilities of neutrons, Gordon Locher, The American Journal of Roentgenology and Radium Therapy, 1936 July

「Melanoma seeking agent, 10B1-para-boronophenylalanine(10B1-BPA)：選択的親和性と致死効果」中西孝文、市橋正光、辻 正幸、三島 豊、吉野和夫、岡本真実、垣花秀武 Proceeding of The Japanese Society for Investigative Dermatology, 1980 12

MELANOMA-SEEKING PROPERTY OF 10B1-PARA-BORONOPHENYLALANINE・HCL, Masayuki TSUJI, Yutaka MISHIMA, Masamitsu ICHIHASHI, Takafumi NAKANISHI, Tooru KOBAYASHI, Keiji KANDA, Kazuo YOSHINO, and Makoto OKAMOTO, Proceeding of The Japanese Society for Investigative Dermatology, 1981 12

第2章　核医学という辺境から

後に光免疫療法という独自の分野を切り開くことになる小林久隆は京大の核医学科の出身だった。小林は核医学という辺境にありながら、がんの本当の治療とは何かを考えていた。

京都大学の核医学教室にいた小林久隆は上司にはめぐまれなかった。小林のいた核医学の教室では、調整型の平均的な仕事をする研究者にどんどんいいポストがあてがわれ、突出した仕事をする研究者は、外に出されていた。

小林はうるさ型の研究者の右代表だった。グループリーダーがある実験をやってほしいと小林に指示する。しかし、小林は「この実験をやってどういう意味があるのか？」と聞いてしまう。そんなタイプだったので、出世はしない。

院生のころから、ブラックボックスを嫌がった。ブラックボックスとは理屈はわからずとも、やってみたらこうなったというやりかたである。

当時日本の製薬会社の創薬の主流は低分子薬だった。リード化合物という効きそうな化合物をまず選んできて、その分子式を少しずついれかえて、その効用を確かめていくのである。これを何千という化合物で繰り返す。たしかに、結果論でまず動物で効果がでるのは大事なことだ。

しかしこれでは、やってみたらばこうなったというあてずっぽうのやりかたのように小林は思えた。なぜ効くのかがわからなければ、気持ち悪いではないか。

1994年にNIH（アメリカ国立衛生研究所）のホルヘ・カロスキーロという研究者のラボに行く予定だった。抗体イメージングや抗体治療の専門家で、93年に核医学学会が京都であった時、桂離宮など京都を一日案内して知己を得た。ところが、94年1月になっても書類がこない。それでカロスキーロにfaxを送ったらばこんな返事がきた。

「京大のほうから一年伸ばしてくれという連絡があったので一年伸ばした」

どういうことなのか？　憤然として、教授のところに行った。教授によれば、くだんのグループリーダーが「実験室の管理をする人間が手当てできなくなって、むこうに連絡して、（小林の）NIH行きを一年伸ばした」のだと言う。初耳だった。

その足でグループリーダーの部屋にいって大げんかになった。

「なんで私にそのことを言わないんですか。ひどいじゃないですか」

しかたなく小林は一年間、京大の核医学教室に残って、マウスや実験器具の管理をするはめになった。

一年遅れたNIHでの滞在は有給だったが、三年もいることになったのは、京都大学から提示されるポストが研究職のポストではなかったからだった。教授からは病院に戻って診療をするというポストが何度か提示されたが、断っていた。三年目に、5年の期限付きだが寄付講座の助手のポジションがあるというので、帰ってくることにした。98年11月のことだった。

この助手をやっていた時代に、京大原子炉実験所の教授の小野公二に声をかけられるのである。

小野はホウ素（ボロン）ではないガドリニウムを使った中性子捕捉療法を考えていた。ガドリニウムに中性子線をあてるとボロンから出るα線より飛距離の長いγ線がでる。だから、ボロンがうまく集積しない場合に飛距離をもったガドリニウムをつかって中性子捕捉療法をできないかということを小野が考えたのだった。

しかし、どうやってガドリニウムをがん細胞に運んだらよいかがわからない。それで小林の知恵を借りれないかと声をかけたのである。

魔法の弾丸

小野が小林に声をかけたのは理由があった。小林は、大きな化学物質に、小さな化学物質をつけるコンジュゲート・ケミストリーの専門家だったのである。

小林が京都大学の学部の医学生だった1984年にセーサル・ミルスタインがノーベル医学賞をモノクローナル抗体で受賞している。

それは免疫学者パウル・エールリヒが1900年代にとなえた「魔法の弾丸」の概念を具体化するものだった。エールリヒは、病気の原因となるものに、選択的に毒素を送り込むことができれば、病気を退治できる、という考え方を提示したのである。

毒素が病原体以外のものにもいってしまえば、人は副作用で苦しむことになる。これは抗原抗体反応によって避けられるのではないかと考えられた。ところが抗体は特定の抗原にだけくっつくわけではなく、さまざまな抗原にくっついてしまう。それが、抗体産生細胞と骨髄腫細胞とを細胞融合させ自律増殖能を持たせた融合細胞ハイブリドーマが開発されたことで、特定の抗原にのみくっつくモノクローナル抗体の生産が可能になった。

「魔法の弾丸」の誕生である。

このモノクローナル抗体は、医薬品の世界では、抗体薬という新しいジャンルを生み出すことになる。たとえば、アルツハイマー病の薬として承認をされたレカネマブやドナネマブは、アミロイドβというタンパク質の特異の部分につくモノクローナル抗体である。

核医学の分野では、がんの発する特別な抗原にむけて放射性物質をのせたモノクローナル抗体をおくりこむことで、そのがんの存在をとらえるという画像診断で、利用された。

小林は高校のころから化学が得意で、京都大学に進学したのちも、一般教養の時代には、工学部の合成化学の授業に顔をだしたりしていた。他の医学部生が当時でいえば遺伝子一辺倒だった時代である。そうしたことから、化学の知識を必要とするコンジュゲート・ケミストリーの道に入ったというわけだ。

ガドリニウムは小林が得意とする放射性物質で、そのころ、小林はガドリニウムを使った造影剤を開発している。

ガドリニウムはもともと腎臓で処理されて排出されてしまうものだった。しかしその大きさをコンジュゲート・ケミストリーで、6ナノメーターにすると腎臓の膜をとおらない。腎臓の膜の穴が5・5ナノメーターであるからそれ以上のものは、代謝されず血液で全身に回る。それを使ってMRIをとると、腎臓で代謝されないから、毛細血管まできれいにうつる画像がとれた。

こうした小林の研究に小野は注目していて、「ガドリニウムをがんに送り込むナノケミストリーやっててや」という話になった。

京都大学原子炉実験所の教授小野公二はもともと京都大学医学部放射線科の出身だ。放射線医というのは各科の医者と連携して仕事をする。だから、内科、外科、皮膚科、口腔外科、耳鼻咽喉科等、さまざまな科の医者とつきあう。小野は親分肌のところもあり、各科の優秀な研究者をＢＮＣＴに引き入れてきたのだった。

京大から大阪医科大学に転じた脳神経外科医の宮武伸一をＢＮＣＴにひきこんだのも小野ということはすでに書いた。

ここで、小林は、腫瘍にガドリニウムを選択的に届ける方法を考え小野と共著の論文も書いているが、実際に臨床試験に使うというところまではやっていない。

というのは、ある事件があって小林は中性子を使った捕捉療法から離れてしまうからだ。小野は小林には、「中性子は体を通り抜けるから副作用の心配はそれほどない」と言っていたが、そうではないのではないか、と小林が思うようになったのは、東海村の臨界事故があったからだった。

東海村臨界事故

1999年9月30日、茨城県那珂郡東海村にある核燃料加工施設でその事故は起こった。核燃料を加工中にずさんなマニュアルのせいで核分裂が生じ、至近距離で作業をしていた作業員三人が大量の中性子線をあびるという事故だった。

三人のうちの一人が3カ月以内に亡くなり、もう一人も翌年の4月27日に亡くなったというニュースに接して小林は不安になる。一人目の被曝量は多かったが、二人目は5グレイだという話だった。

小林は二人が救急搬送された放射線医学総合研究所（放医研）に知り合いがいた。放医研は、放射線の人体に関する影響の専門の研究機関だった。

「X線でも致死量は6グレイやろ。なんで5グレイの中性子線で死ぬんや」

そう放医研内部の知り合いに聞くとこう答えたのだった。

「バイオロジカルエフェクトはX線が1としたら、中性子線は5から6。エックス線にしたらば、25グレイ相当なんだからそりゃあ死ぬよ」

中性子線そのものの力は小野が言うように強くはない。しかし中性子線には、ウランやボロン（ホウ素）を核分裂させて放射線を出させるというように二次的な力がある。人体にはナトリウムやリン、カリウムなどがあり、それらの原子が中性子線によって放射化したことの影響が大きいのではないかということだった。

実際20グレイ相当の中性子線をあびた一人目の作業員の染色体はばらばらに破壊され同定できないほどの打撃をうけた。

この話を聞いて小林は、中性子を使う捕捉療法をやる気がしなくなった。

結局、腫瘍に送り込むコンジュゲート・ケミストリーを開発することなく、論文を一本書いただけで中性子捕捉療法から離れていく。

後に光免疫療法を開発したことから、多くの人は小林を医者だと思っているが、小林の根本は化学者だ。医学はこの章の冒頭に書いた創薬のように、作用機序がわからなくとも、まず試験をやってみて効いたらば、あとで作用機序を考える。ところが化学は違う。理屈でまずこうなるはずだという論理をたてて、化合する。

このアプローチの違いが、小林の他の療法に対する厳しい目にもつながってくるのだが、このときは、中性子線の副作用がわからないというブラックボックスにぶちあたることで、中性子捕捉療法から離れることになったのだ。

医局の人事を拒否

京大の放射線にはふたつの講座がある、ひとつは小野の出身の放射線科、そしていまひとつは小林の出身の核医学科だった。

放射線科はがんの治療研究が主の花形の科で研究資金も潤沢だったが、核医学科は画像診断あるいは診断のためのコンジュゲート・ケミストリーが主で貧乏だった。ピペットを超音波洗浄をしてもう一度使うなどして、節約をしているいわば辺境の科だ。

小林がようやくのことでポストにありついた寄付講座も延長はなく5年で打ち切られることになった。

次のポストが教授から提示された。

それは神戸画像診断支援センターという画像診断の専門の特定法人でFDGPETの研究の手伝いをするというものだった。PETは、放射性の物質を利用して画像をとるシステムのことだ。FDGPETはぶどう糖によく似た物質をがんがとりこむことから開発されたPETだが、自分の研究にはつながらなかった。

教授はこれまでもまったく自分の研究を見てくれていなかった。さきのガドリニウムを使った造影剤の開発は、当時京都新聞が大きくとりあげている。その朝刊がでた日の朝、その教授は、「いやー、小林君すごい研究やっとんたんやなー」と声をかけてきた。

小林は愕然とした。

一年も前からずっとこの研究のことを報告してきたではないか。ようは自分の研究など教授は見ていない。ポストをまわしていくひとつの駒としてしか自分をみていないのだと思った。

そしてあれだけ研究職をやりたいと言い続けてきたにもかかわらず、自分の専門外のＰＥＴのおもりというのが次のポストなのだ。

そのことを告げられた小林は、自分の席に帰ると、ＮＩＨの研究者へメールを書いていた。トーマス・ワルドマン宛だった。ワルドマンは小林がＮＩＨに留学していた時代についたホルへ・カロスキーロと共同研究をやっており、小林も当時その研究に参加していたことから知らない仲ではなかった。血液のがんの専門家だった。

〈あなたの下で研究がしたい。雇ってくれないか〉

当時日本の大学の医局人事は絶対だった。それを拒否して、ＮＩＨということになれば、二度と京大の敷居をまたげないと覚悟する必要があった。

ワルドマンからシニア・フェローという形でならと返事があった。有給だがパーマネントなポジションではない。しかし研究はなんとか続けられるかもしれない。

ずっと世話になっていた京大の恩師にそのことを報告しにいった。するとその恩師はこう言ったのだった。

「骨くらいは拾ってやるよ」

ようはもう面倒はみないから、自分で勝手にやりなさいということだった。

事実、小林久隆の名前は、京大の放射線部の同門会の名簿から抹消されてしまう。

小林は背水の陣でＮＩＨでの研究生活を始めることになるのである。

２００１年６月、40歳になる直前のことだった。

証言者・主要参考文献

小林久隆、小野公二

Avidin-dendrimer-(1B4M-Gd) 254: A Tumor-Targeting Therapeutic Agent for Gadolinium Neutron Capture Therapy of Intraperitoneal Disseminated Tumor Which Can Be Monitored by MRI, Hisataka Kobayashi, Satomi Kawamoto, Tsuneo Saga, Noriko Sato, Takayoshi Ishimori, Junji Konishi, Koji Ono, Kaori Togashi, and Martin W. Brechbiel, Bioconjugate Chem. 2001, 12

『朽ちていった命―被曝治療83日間の記録』　ＮＨＫ「東海村臨界事故」取材班　新潮文庫　２００６年10月

「新造影剤を開発　直径一ミリの血管もくっきり」　京都新聞　２０００年９月30日　朝刊

第3章　汝を殺すもの、また汝を救う

この物語の三本目の柱はウイルス療法だ。80年代、脳神経外科医のロバート・マルトゥーザが、風呂の中で素粒子物理学の本を読んでひらめいたのだ。ウイルスは治療に応用できる。

ボストンの冬は寒い。12月から2月までは最低気温は氷点下だ。降雪量はもっとも多い1月で20センチを超える。街は一面の銀世界となる。しかし、ハーバード大学の関連病院であるマサチューセッツ総合病院の脳神経外科医だったロバート・マルトゥーザは、この気候が好きだったのだ。後に日本びいきとして度々日本を訪れ、日本人の留学生がマルトゥーザの研究室には行き来するようになるが、マルトゥーザが日本を好きなのも、冬の切れるような冷たさが気に入ったからだった。

熱い温泉に入って、日本酒を傾けるという趣向さながらに、自宅でも、バスタブにお湯をはり、ホットブランデーをいれたブランデーグラスを浮かべて読書をする。サイエンスやネイチャーなどの科学ジャーナルから時には詩も読む。その日は二冊の本を読んでいた。一冊はがんにかんする本。そしていま一冊は素粒子物理学にかんする本だ。

素粒子物理学では物理学者はシンメトリー（対称）という考えをとる。

もしプラスに帯電した粒子があるとすれば、かならずマイナスに帯電した粒子があるということだ。アップクオークという素粒子があればダウンクオークという素粒子が対にある。

そんなことが本に書いてあった。

シンメトリーの考えをがんにあてはめてみればどうなるのだろう。

何ががんの原因となり、何ががんを治すのか?

放射線はＤＮＡを壊してがんの原因となる。しかし一方で激しく分裂するがんのＤＮＡに放射線をあてれば、積算で健康細胞より早く死滅していく。

抗がん剤はどうだろう。

アルキル化剤といわれる抗がん剤はマスタードガスを起源としている。ドイツ軍の毒ガスを吸ったアメリカ兵を調べたところ、白血球が急激に少なくなっていたことをヒントにしてつくられた。白血球のような急激に分裂、増殖する細胞に対して効果があるのであれば、がん細胞に対してもきくはずだ。このようにして最初の抗がん剤ナイトロジェンマスタードが１９４０年代に生まれる。

放射線も抗がん剤もそれ自体ががんを生むという毒性をもっている。しかし、細胞分裂のスピードががん細胞のほうが速いというその一点をもって効いているわけだ。

汝を殺すもの、また汝を救う。

マルトゥーザは、ここでウイルスはどうなのかとひらめいたのだ。

ウイルスも「がん」を発生させることがある。Ｂ型、Ｃ型の肝炎ウイルスによる肝がんやヒトパピローマウイルスによる子宮頸がんなどだ。

が、シンメトリーとなる治療法は空白だった。

マルトゥーザはハーバード大学の医学部にいた時代に一年間ウイルス学を学んでいた。

バスタブの中で閃いた考えを、マルトゥーザは文献で調べてみた。するとウイルスでがんを

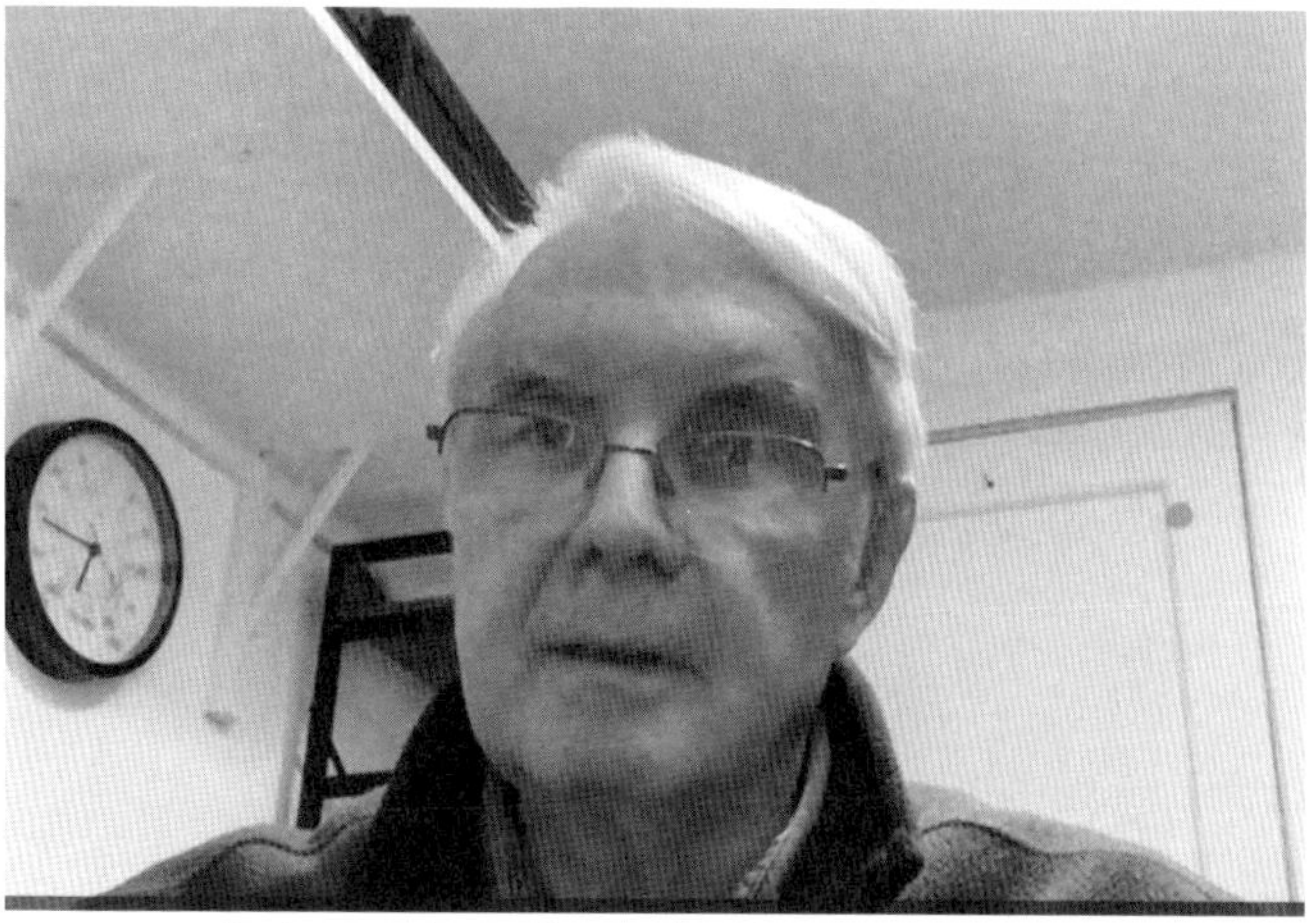

ロバート・マルトゥーザ。2023年10月18日のインタビューで。

治そうとした試みは１００年の歴史があることがわかった。はしかやおたふく風邪のウイルスに患者が感染する。するとがんが消えた例もあったが、多くはウイルスそれ自体の力で患者はひどいことになった。

時は80年代。遺伝子工学が爆発的に発展していた。過去の失敗の原因は野生のウイルスを使ったことにあった。遺伝子の編集技術を使いウイルスを改変すれば、副作用の少ない治療法が開発できるのではないか。

このようにしてウイルス療法は誕生したのである。

空白を埋める

マルトゥーザはまず遺伝子改変をするウイルスはどんなウイルスがよいのかを調べた。ウイルスにはＤＮＡウイルスとＲＮＡウイルスがある。ＤＮＡウイルスは二本鎖で遺伝子がつらなっているが、ＲＮＡウイルスは一本鎖だ。だからRNAウイルスは不安定だ。

しかし感染症をおこすほとんどのウイルスが、はしかにしてもおたふく風邪にしてもRNAウイルスなのである。

一本鎖のRNAウイルスではたとえ遺伝子改変をしても、不安定さゆえまた野生種に戻ったりしてしまう。それではだめなのだ。

DNAウイルスには何があるだろうか？　そこで目をつけたのがワクシニアウイルスとヘルペスウイルスだった。

ワクシニアウイルスは種痘として用いられている。したがって当時はほとんどの人が免疫をもっていた。だから感染は難しい。

その点ヘルペスウイルスは免疫をもっていない人が多い。そして局所感染という特徴をもっている。脳神経外科医のマルトゥーザは、ヘルペスウイルスによる脳炎があることを知っていた。つまり脳にも感染するということだ。さらにヘルペスウイルスの二本鎖は大きい。つまり遺伝子を加えたり、削除したりするのに好都合だ。

このヘルペスウイルスを、通常の細胞では繁殖しないようにし、がん細胞でだけ繁殖するようにするよう遺伝子を一カ所だけ改変した。

これを膠芽腫の細胞をぬりつけたヌードマウスに感染させる。なにもしなければ、通常4、5日で、すべてのマウスは死ぬ。6匹をコントロール群として何もせずに放置し、のこりの14匹に遺伝子改変ウイルスを感染させた。7週間後コントロール群のマウスは全て死んだが、遺伝子改変ウイルスを感染させたマウス14匹のうち7匹が生きていた。そして2匹は19週をすぎても、神経変性もなく健康な状態を維持した。

〈手術によっても、化学療法（抗がん剤）によっても、あるいは放射線療法によっても、膠芽腫はほとんどの場合死にいたる。その平均余命は1年以下。5年生存率は5・5パーセントもしくはそれ以下である。

処置をしても、転移はしないがかならず脳内局所の再発が起こる。脳内でのがん細胞の増大が、神経の不全から死をもたらす。これまでに、膠芽腫にかかった患者の運命を変えるような治療法は開発されていなかった。

ここで我々が発表するのは、まったく新しい治療法である。すなわち遺伝子改変したウイルスをもって膠芽腫を破壊し、健康細胞には影響を与えない〉

「人間の膠芽腫に遺伝子改変ウイルスをもちいる試験的療法」のタイトルで、科学ジャーナル「サイエンス」誌にマウスの実験を含む最初の論文が掲載されたのが、1991年5月10日。

この論文を読んで京都大学の宮武伸一もそして三人目のこの本の主人公である東京大学の藤《とう》堂具紀《どうともき》も、マルトゥーザの研究室をめざしたのである。

がんをターゲットにして遺伝子改変されたウイルスは腫瘍溶解性ウイルス（Oncolytic virus）と称されるようになる。

第二世代のG207

宮武がマルトゥーザの研究室にいた95年までの間に、マルトゥーザはサイエンスに発表した第一世代の遺伝子改変ヘルペスウイルスの改良にとりくんでいた。

第一世代の遺伝子改変は、チミジン・キナーゼという酵素をオフにするよう一カ所だけ遺伝子改変をしていた。このことでウイルスはがん細胞で増え続け最後にはがん細胞を殺すわけだが、しかしウイルスが暴走したら抗ウイルス剤をつかっても止めようがないという危険性があった。

またウイルスの遺伝子改変箇所が一カ所だけだと、突然変異で野生種に戻ってしまう可能性もあった。

マルトゥーザが第一世代の遺伝子改変ウイルスを開発して１９９１年のサイエンスに発表したときに、「膠芽腫の治験に使いたい」という申し出があったが、マルトゥーザは断っている。「人で使うには安全性がまだ確保できていない。自分がもし膠芽腫になっても、この遺伝子改変ウイルスは使わない」

チミジン・キナーゼを第一世代ではオフにしていたものをオンにして、他の二カ所の遺伝子を削除して野生種にもどりにくくする。このふたつの遺伝子がなくなると、健康な細胞ではウイルスは増えることはできないが、がん細胞という特殊な環境では増え続けることができる。

そうして、できたのがＧ２０７だった。

〈人間の悪性脳腫瘍を治療するために、われわれは、単純ヘルペス1型を二カ所改変したウイルスＧ２０７を開発した〉

としてその詳細を発表をしたのが、１９９５年9月の「ネイチャー・メディスン」誌であった。

安全性は担保できた。しかし、もうひとつの問題は未解決だった。ウイルスの繁殖するスピードが腫瘍が増殖するスピードに負けるということである。

それが、宮武伸一が、ウイルス療法から離れるきっかけになるのだが、マルトゥーザの研究室はそれを「免疫」という考え方をつかってのりこえようとする。

そこに足跡を残すのが、宮武と入れ違いにマルトゥーザの研究室にきた二人の研究者だった。一人は慶應からやってきた戸田正博。そして東大出身の今一人はこの本の三人目の主人公である藤堂具紀《とうどうともき》ということになる。

証言者・主要参考文献

Robert L. Martuza　宮武伸一

Experimental therapy of human glioma by means of a genetically engineered virus mutant, R L Martuza, A Malick, J M Markert, K L Ruffner, D M Coen, Science, May 10 1991

Attenuated multi-mutated herpes simplex virus-1 for the treatment of malignant gliomas, T Mineta, S D Rabkin, T Yazaki, W D Hunter, R L Martuza, Nature Medicine, September 1995

第4章　免役をつかさどる遺伝子を改変する

ウイルスの増殖のスピードががんのそれに負けてしまうという問題点を解決したのは、「免役」を司る遺伝子を改変するという発想だった。藤堂具紀のG47Δが登場する。

最初にマルトゥーザの研究室に免疫の考え方を持ち込んだのは慶應大学からきた戸田正博である。

戸田も1991年のマルトゥーザの「サイエンス」の論文に魅了された一人だった。慶應大学の医学部を1987年に卒業し、慶應大学医学部の研修医をしたあと、1990年から脳神経外科の助手をしていた。ジョージタウン大学にあったマルトゥーザの研究室に来たのが、1995年の4月、宮武と入れ代わりということになる。

宮武に限らずこの時期、多くの研究者は、ウイルスだけでがん細胞を根絶するのは難しいと考えるようになっていた。G207を人に使う臨床化の段階に研究室は来ていたが、戸田もマルトゥーザの研究室に実際に来てみて、そのことを実感する。

戸田は、単純ヘルペスウイルスにインターロイキン12という遺伝子を加えてがんに対する免疫が強くならないかと考えた。

実際に免疫反応があるかどうかを調べるために単純ヘルペスウイルスとこのインターロイキン12を加えたウイルスで、がん細胞に感染させた場合の免疫反応の差をみるという実験をはじめる。

ここで、二群だけでなく、何も感染させない対照群をおいた。

三群間の比較としたのである。

ここでの大きな発見は、インターロイキン12を加えたウイルスに感染したがん細胞だけでなく、野生種のヘルペスウイルスに感染したがん細胞も、何もしなかったがん細胞に比べて免疫反応を有意に引き起こしたことだった。

インターロイキン12は免疫反応を惹起するたんぱくだ。これでがんに対する免疫反応がでることはわかる。なぜ、遺伝子改変をしていない単純ヘルペスウイルスが、ウイルスそれ自体への免疫反応だけでなく、がんにも免疫作用を及ぼすのだろうか？

通常私たちの身体のなかにがん細胞は常時突然変異で生まれている。しかし、これが問題にならないのは、T細胞という免疫細胞が、異物と感じてすぐに排除するからだ。

ウイルスに感染させるとウイルスに対する抗体ができてそれを退治するのはわかる。それがなぜ、がん細胞も退治するような免疫反応がおこるのだろうか。

戸田はマルトゥーザに相談をして、当時マルトゥーザの研究室のあったジョージタウン大学で免疫の専門家を探した。しかし、ジョージタウン大学には、免疫の専門家はいなかったのである。

そこでつてもたどってＮＩＨにいた日本人の免疫の専門家に頼んで一緒に研究をしてもらった。

当時は、ウイルス感染によって、現象面でがんに対する免疫反応もおこるのだということしかわからなかった。しかし、マルトゥーザはこれを大きな発見だと考えた。

戸田はG２０７を使った実験をはじめる。

マウスに大腸がんの細胞を複数箇所植えつける。一カ所のがん細胞にG２０７を皮下注射して感染させ、他の箇所に植えつけたがん細胞がどうなるかを見るのだ。

すると、直接G２０７を接種していない場所でも免疫反応がおこり、がんが縮小した。

戸田は、ヘルペスウイルスそれ自体が、ワクチンのようにして、がん細胞への免疫反応も惹起することから「In Situ Vaccination（現場でのワクチン接種）」という造語を使って論文を書くことになる。

マルトゥーザは今でも、この戸田の発見が、腫瘍溶解性ウイルスを価値あるものにしたのだと考えている。

ウイルスそれ自体の力で腫瘍を殺すだけではなく、免疫機能も惹起する。それによって、感染したがん細胞だけでなく遠隔地のがん細胞も叩く。

G47Δと藤堂具紀の登場

戸田は95年4月から97年9月までマルトゥーザの研究室にいた。

同時期、マルトゥーザの研究室にやってきたのが、藤堂具紀《とうどうともき》だった。もともと父親が銀行員で海外勤務が長く藤堂自身も帰国子女だった。高校一年生の時に暁星高校に編入で入学し、１９８５年に東京大学の医学部を卒業している。

藤堂具紀がG２０７にさらにもう一カ所遺伝子改変をしてG47Δ《デルタ》をマルトゥーザの研究室でつくることになるのは、戸田の記憶によれば、戸田が日本に帰ったあとということになる。

藤堂は、三カ所目の遺伝子改変をα47という遺伝子を削除することに求めた。

このα47が削除されると、より多くがんの抗原やウイルスのタンパクを免疫細胞がみつけやすくなるというたてつけである。

藤堂は、まず悪性黒色腫のがん細胞で、たしかにG47Δによって免疫反応がおこることを示したあとで、人間の膠芽腫とマウスの膠芽腫の細胞を使ったモデルで、腫瘍の増殖をG207よりさらに抑えることを示した。

この研究は、2001年5月22日のPNAS（米国科学アカデミー紀要）に、藤堂をファースト・オーサーとして掲載される。ファースト・オーサーとは、その研究を実際にやった研究者がその位置を占めることになる。

マルトゥーザはこの時期、ジョージタウン大学からハーバード大学の附属病院であるマサチューセッツ総合病院に研究室をうつしていた。

このG47Δの特許は、しかしマサチューセッツ総合病院が持つことになる。それはアメリカの国がマサチューセッツ総合病院に拠出した研究費を使っているからだ。

マルトゥーザによれば、このうち日本、カナダとオーストラリアについては、ライセンスアウトして権利を藤堂が使えるようにしたのだという。

「G47Δは藤堂のウイルスではありません。ポール・ジョンソンやサミュエル・ラブキンという研究者そして私、それぞれが研究に参加しています」

マルトゥーザによれば、このG47Δは共同作業によってできたもの、ということだが、藤堂の功績が大きいのは疑いないだろう。

しかし、このG47Δが実際の臨床で有効であるかどうかはまた別の問題ということになる。

証言者・主要参考文献

戸田正博′ Robert L. Martuza′ 池田徳彦

In situ cancer vaccination: an IL-12 defective vector/replication-competent herpes simplex virus combination induces local and systemic antitumor activity, M Toda, R L Martuza, H Kojima, S D Rabkin, Journal of Immunology, 1998 May 1

Herpes simplex virus as an in situ cancer vaccine for the induction of specific anti-tumor immunity, M Toda, S D Rabkin, H Kojima, R L Martuza, Human Gene Therapy, 1999 Feb 10

Oncolytic herpes simplex virus vector with enhanced MHC class I presentation and tumor cell killing, Tomoki Todo, Robert L. Martuza, Samuel D. Rabkin, and Paul A. Johnson, PNAS, May 22, 2001

第5章　偽進行

ＢＮＣＴ照射後３カ月で画像上に広がる白い影は腫瘍の再発ではなかった。中性子線による放射線浮腫の可能性が高いことを大阪医科大学の宮武伸一はある偶然から気がつく。

大阪医科大にうつったばかりの宮武伸一が、61歳の男性を熊取の原子炉でBNCTをやったにもかかわらず、画像で再び白い部分が出て患者を失ってしまって（第1章）からまもないころの話である。

その70歳の男性は失語から膠芽腫がわかった。画像をとると「死の円環（リングエンハンス）」がうつっており、膠芽腫と診断され手術をしたが、部分的に腫瘍が残った。熊取の原子炉でBNCTの照射を一カ月のインターバルをおいて二度うけた。

熱外中性子は6センチの深さまで届くため、そのころには、開頭をせずに照射をするようになっていた。この男性の場合も、照射後5週間で、腫瘍は急速に縮小した。

しかし、2カ月後に再び白い影が画像上浮かび上がってきたので、再発と判断、そのとき宮武は再手術で再発した腫瘍をとることを選択した。

ところが、摘出した組織を調べてみると、それは腫瘍ではなかったのである。

放射線浮腫というむくみだったのだ。

脳は放射線に対して感受性が強い。そのため普通の放射線治療では、神経細胞が死んで放射線壊死とそのまわりに浮腫がおこる。浮腫がおこるのはＶＥＧＦという血管をつくる因子がでて新しい毛細血管がつくられるが、それが不健全な状態の血管であるために血液が漏れだすからだ。そしてこの浮腫は画像上腫瘍と見分けがつかない。

実際に開頭をして組織を調べてみないと、浮腫なのか腫瘍なのかはわからないのだ。

この70歳のケースではたまたま開頭をしたことによって、白い影は再発ではなく放射線浮腫だということがわかった。

膠芽腫の場合最初に手術で腫瘍を摘出してからの標準治療は、抗がん剤と放射線治療である。その時の放射線はＸ線を使うからこの段階での浮腫はわかる。

しかし、再発以降のＢＮＣＴによる中性子線でも浮腫が起こっていたのだ。

２００２年の61歳の男性のケースも実は再発ではなく放射線浮腫にすぎなかった、つまり偽進行（pseudoprogression）だったのではないか、と宮武が考えだすのはそうしたことがあったからだった。宮武は放射能による障害の放射線壊死の治療も、紹介をうけて50例くらいやっていたこともあった。

ホウ素を腫瘍に集める方法がわかっていなかった１９５０年代にアメリカ合衆国原子力委員会の傘下のブルックヘブン国立研究所（ニューヨーク州ロングアイランドにある）の原子炉で行われた63例の試験的医療照射。照射後の平均生存期間は極端に短く80日余りとなっている。それが散々な失敗に終わった理由は、放射線壊死によるものと思われていた。

しかし、腫瘍に3倍から10倍の比率で選択的に集積するＢＰＡというホウ素剤が後に開発されてからは、この放射線による障害を現場は忘れていたのだった。

宮武は、ＢＮＣＴ照射後の患者の画像上の腫瘍の再発について調べることを思い立つ。

２００６年12月までにＢＮＣＴを行った38人の膠芽腫の患者で調べたところ、ＢＮＣＴを行ったあとに、白い影が増大した患者12人のうち10人が腫瘍の再発ではなく、放射線浮腫だったことが、切除した組織等によって確かめられた。

そうか、ＢＮＣＴ後の画像上の腫瘍の増大は偽進行だったのか。

だが、腫瘍の再発でなくとも放射線浮腫はやっかいな副作用だ。ブルックヘブン国立研究所の１９５０年代の治験の結果からもわかるようにほうっておけば、死につながる。

どうしたらよいだろうか。

途方にくれていた宮武はテキサス大学のビクター・レビンらの書いた論文をたまたま目にして愁眉を開かれたような気がする。

「脳の放射線浮腫にたいするベバシズマブの効果」

というタイトルのその論文にはこんなことが書かれていた。

ベバシズマブはＶＥＧＦという血管を新しくつくる因子の抗体である。浮腫は毛細血管から血液が漏れ出ている状態だ。ＶＥＧＦによって新しい血管をつくろうとしていることから血液が漏れる。これをブロックするには、その抗体で無力化してしまえばよい。

そうしたロジックで、ベバシズマブという抗体を、放射線浮腫の患者に使ったところ８人の患者の全員が、その縮小をみたという報告だった。

ちょうどそのころ、北海道の洞爺湖で国際学会があり、そこでくだんのレビンが発表をする機会があった。参加した宮武は会場で「ＢＮＣＴの放射線浮腫で苦労をしている」とレビンに話しかけた。

「アバスチンが効くよ」

目からうろこがおちたような気がした。

宮武のいる大阪医科大学では、膠芽腫の患者から切り出した放射線壊死の標本を調べ、たしかにＶＥＧＦという抗原を発していることを確認していた。つまり放射線浮腫では、ＶＥＧＦが出ていることがそのころまでにはわかっていたから、その抗体を投与すればなおるというロジックは、その通りだと宮武は思った。

アバスチンはスイスのロシュ社がつけたベバシズマブの商品名である。

血管新生阻害剤

もっとも、アバスチンはもともとは脳浮腫のための薬ではなかった。

血管新生阻害剤という種類の抗がん剤として開発された。

がんは自らが成長をするために、健康な細胞にシグナルを発して血管を造らせてそれをとりこむ。これをブロックしてしまえば、がん細胞は栄養源が補給されないから死ぬだろうというロジックで血管新生阻害剤は開発された。

がんが発するシグナルがＶＥＧＦという物質で、それによって血管の発生が誘因されるわけだから、このＶＥＧＦをブロックするためにはまず抗体だろうということで、ベバシズマブ（アバスチン）という抗体が開発されたのである。

２００４年にまず米国で大腸がんに対する適応が承認されていた。それを膠芽腫の治療の副作用である脳浮腫に使えないかとビクター・レビンや宮武は考えたわけだ。脳浮腫は、新たにできた毛細血管から血液がもれだしているのだから効くはずだということだ。

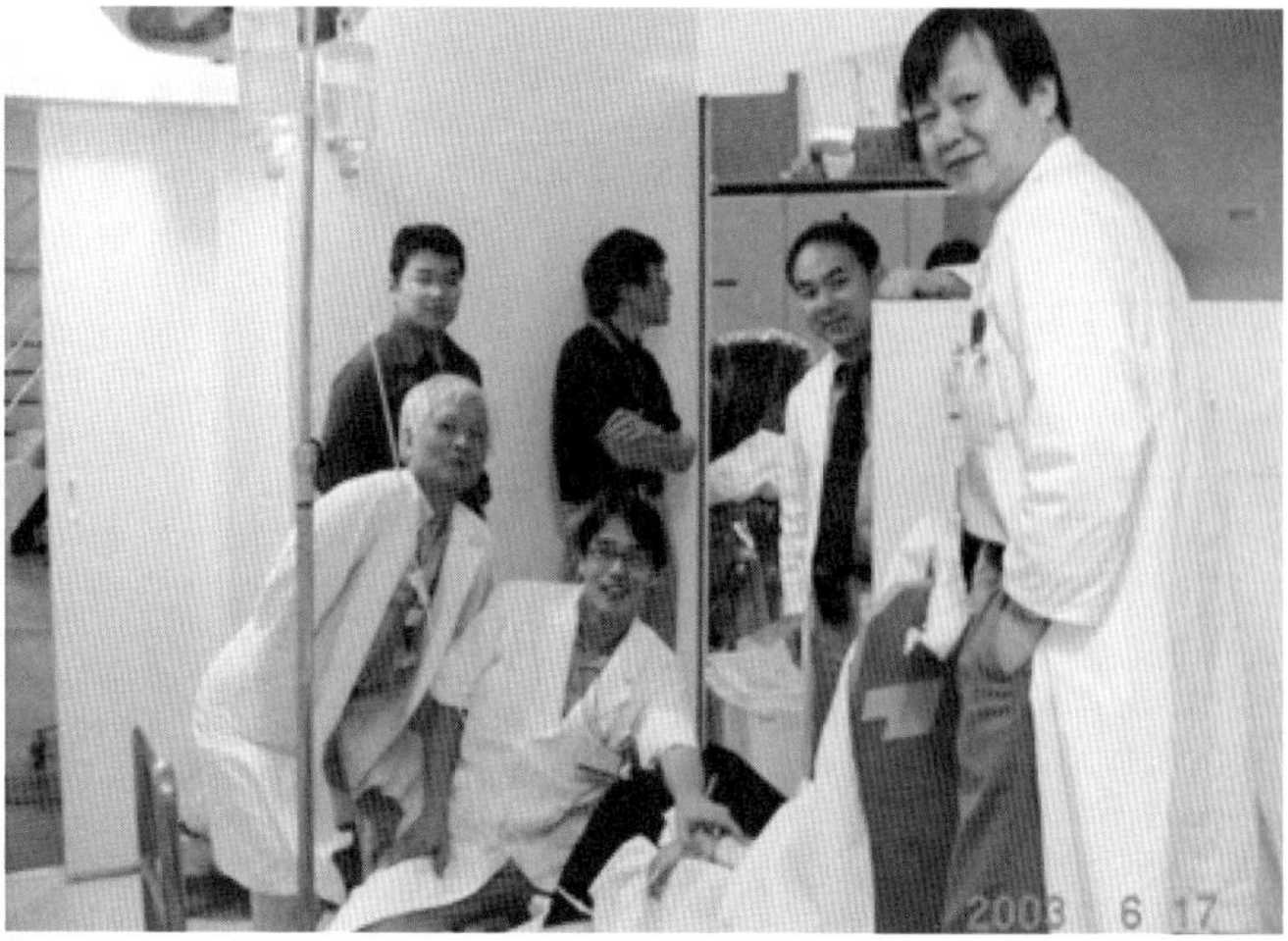

熊取にある京大原子炉実験所で。右端が宮武伸一。中央が川端信司。左端が、京大原子炉実験所で医学物理を担当していた教授の丸橋晃（後出）。

宮武がこのアバスチンのことをレビンから知った２００８年の段階では日本では脳腫瘍の抗がん剤としては承認をされていなかった。

そこで大阪医大の倫理委員会を通して、臨床研究として脳壊死に対する治療としてアバスチンを投与するということを認めてもらった。私費で患者は購入してもらうというたてつけにして、２００９年から脳放射線浮腫の治療として使うようになったのである。

このようにして、ＢＮＣＴを照射したあとに起こる悩ましい画像上の拡大も、アバスチンを使うことで押さえ込めることが多くなってきた。

後の章でのべる横浜の中華料理店のコック川上利博のケースもそうだった。

だが、この偽進行（放射線浮腫）をアバスチンで押さえ込めるということは、ＢＮＣＴの薬事承認という点では諸刃の刃になることも読者は後に知ることになるだろう。

証言者・取材協力者・主要参考文献

宮武伸一、小野公二、大和隆志

A prospective, multicentre, single-arm clinical trial of bevacizumab for patients with surgically untreatable, symptomatic brain radiation necrosis, Motomasa Furuse, Naosuke Nonoguchi, Toshihiko Kuroiwa, Susumu Miyamoto, Yoshiki Arakawa, Jun Shinoda, Kazuhiro Miwa, Toshihiko Iuchi, Koji Tsuboi, Kiyohiro Houkin, Shunsuke Terasaka, Yusuke Tabei, Hideo Nakamura, Motoo Nagane,

Kazuhiko Sugiyama, Mizuhiko Terasaki, Tatsuya Abe, Yoshitaka Narita, Nobuhito Saito, Akitake Mukasa, Kuniaki Ogasawara, Takaaki Beppu, Toshihiro Kumabe, Tadashi Nariai, Naohiro Tsuyuguchi, Eiji Nakatani, Shoko Kurisu, Yoko Nakagawa, and Shin-Ichi Miyatake, Neuro-Oncology Practice, 2016 Dec

The distribution of vascular endothelial growth factor-producing cells in clinical radiation necrosis of the brain: pathological consideration of their potential roles, Naosuke Nonoguchi, Shin-Ichi Miyatake, Motoi Fukumoto, Motomasa Furuse, Ryo Hiramatsu, Shinji Kawabata, Toshihiko Kuroiwa, Motomu Tsuji, Manabu Fukumoto, Koji Ono, J Neurooncol, 2011 Nov

Evaluation of fluoride-labeled boronophenylalanine-PET imaging for the study of radiation effects in patients with glioblastomas, Minoru Miyashita, Shin-Ichi Miyatake, Yoshio Imahori, Kunio Yokoyama, Shinji Kawabata, Yoshinaga Kajimoto, Masa-Aki Shibata, Yoshinori Otsuki, Mitsunori Kirihata, Koji Ono, Toshihiko Kuroiwa, J Neurooncol, Sep. 2008

Effect of bevacizumab on radiation necrosis of the brain, Javier Gonzalez, Ashok J. Kumar, Charles A. Conrad, Victor A. Levin, International Journal of Radiation Oncology Biology Physics, FEBRUARY 01, 2007

Pseudoprogression in boron neutron capture therapy for malignant gliomas and meningiomas, Shin-Ichi Miyatake, Shinji Kawabata, Naosuke Nonoguchi, Kunio Yokoyama, Toshihiko Kuroiwa, Hideki Matsui, Koji Ono, Neuro-Oncology, Volume 11, Issue 4, August 2009

第6章　光免疫療法の発見

がんを光らせ画像診断のためにふりかけたある物質。がんは光らず、細胞自体がみるみる死んでいった。が、これは診断ではなく治療に使えるのではないか？　小林久隆の発見。

京都大学の医局の人事を拒否してアメリカのＮＩＨに職をえた小林久隆だったが、最初のうちは苦労した。

トム・ワルドマンの助手というポストだから、昼間は自分の研究はできない。トム・ワルドマンは血液のがんが研究テーマだったので、小林のしたい研究とは違った。ワルドマンの研究に関することだったらば、実験のための機械を予約するのに骨をおってくれたが、小林自身の研究のために機械を使うには、会議で申請して、枠をとらなくてはならない。だから小林が自分の研究のための予約ができるのは、週一回午後10時から12時などという時間になった。研究室の近くにアパートを借りて自分の研究を続けるようにした。

むろんワルドマンの仕事も手は抜けない。というのは、小林のポジションはテニュアと呼ばれる終身雇用のポジションではなく、いつでも首を切られる可能性があったからだ。

小林は渡米前に結婚をしていた。妻は医者だった。一緒にワシントンに渡ったが、午前零時以降も作業をする小林は、自宅から別にアパートを借りているわけだから、新婚と言ってもそれらしい生活は送れなかった。

協調性がなく、序列を重んじない

そんな小林に、破門状態だった京都大学から「教授選に出てみないか」という話がきたのは2002年3月のことである。

小林の研究をまったく評価していなかった教授が退任するその次を決める教授選だった。この話は、その教授からきた話ではない。

京都大学では医学部の学部長に後にノーベル賞を受賞することになる本庶佑《ほんじょたすく》が就任しており、その本庶と附属病院院長の田中紘一からの話だった。

「科学ができる人が教授になるべき」

そう田中は小林を口説き、本庶は「教授にはちゃんとリーダーシップをとるべき人がなるのがいい」と小林を説得した。

聞くと小林が98年から2001年に核医学教室にいた時代に、外科支援のためのイメージング画像のシステムをつくったが、それを評価してのことだという。担当の教授はそうしたことを小林がやったことを記憶すらしていなかっただろう。が、見ている人は見ているものだと思った。

ワシントンのNIHにいるので、選挙運動などはできない。立候補の書類だけ送ってそのまま研究を続けていた。

教授選は、予備選考をへて、小林を含む3人の候補者が残った。学部長と病院長の推薦があるのでまさか負けることはないだろう。そう、小林は思った。

２００４年1月に教授会が開かれてここで投票があり、決まることになっていた。ところが、それが延期されたという報せが入った。妙なことがあるものだと思ったが、その次の教授会が開かれるのは、３月になった。

そしてこの2カ月の間に、ひっくりかえされてしまうのである。決選投票の結果、後任の教授になったのは、退任する教授の研究室にいた助教授だった。

その報せがあったあと聞くと、この2カ月の間に怪文書がずいぶん飛び交ったということだった。そこには小林は協調性がなく、序列を重んじない、といったことが書かれてあったという。

協調性がなく序列を重んじなかったはその通りだったが、しかし前の研究室はあまりに、能力ではないところで物事が決まっていた。優秀な人がどんどん外に出されていた。小林が後任の教授になったらば、前任の教授が決めた人事体系がねこそぎ崩されてしまう、そう恐れたのかもしれなかった。

このあと、小林には東大の教授の話もくるが、これも運悪くものにはできなかった。あてにしていた研究費が、民主党政権の事業仕分けで、パーになってしまったからだった。

だから辞退した。

その小林に運がめぐってくるのは、小林の得意分野である画像診断用に加工したある抗体がまったく別の作用をもつことに気がついたことだった。

「だめですね。細胞が死んでいます」

トム・ワルドマンの下での年季奉公があけて、小林が、本来の専門、分子イメージングのチーフ・サイエンティストになったのは2004年6月のことだ。つまり小さいながらも自分のラボを持つことができた。

コンジュゲート・ケミストリーを駆使してがんを画像上捕捉するための研究をすることができるようになったのだった。

小林のラボに、京都大学薬学部出身で、浜松医科大学光量子医学研究センターを休職して、やってきた小川美香子という研究者がいた。

小川と一緒にとりくんだのがIR700という蛍光物質を使ってがんを光らせることができないかというプロジェクトだった。IR700というのは東海道新幹線の車体の側面に入っている、青いラインにも使われている物質だ。この物質は近赤外光のエネルギーを吸収する性質をそなえている。

このIR700を抗体に加えて、特別な抗原を発しているがんに届け、近赤外光をあてれば、光らないかというロジックである。たとえば乳がんであればHER2、頭頸部癌であればEGFRという具合に、そのがん特有の抗原がある。その抗体をいれれば、抗原にくっつく。蛍光色として光ることがあれば、蛍光カメラでがんは捕捉できる。

小川は、しかしIR700では光が弱すぎて使い物にならないと考えてほうっておいた。で、NIHの留学期間が終わろうとしていたときに、小林から「そういえばあの物質どうなった」と聞かれたのである。

「ほったらかしです」

「一応やっておいてね」

この段階では、インビトロとよばれるシャーレの中での実験である。ＩＲ７００をつけた抗体をがん細胞にふりかけて、近赤外線をあて、それが光るかを顕微鏡で確かめるのである。

赤い光をあてて10秒もたったころだろうか。小川が言った。

「だめですね。細胞が死んでいってしまっています。みるみる死んでいきます。これは使えない」

小林はその言葉にはっとする。

小林の出身の核医学では、放射性物質を抗体にくっつけてＭＲＩで撮影をするということもやっていたが、抗体にくっつけた放射性物質でがんを治療するという研究をしていた研究者もいた。

つまり核医学は診断だけではなく治療も志向できる。

「ちょっと、みせて」

小林が顕微鏡をのぞくと、がん細胞がぷちっと破裂するようにして次々に壊れていっていた。しかもスピードが違っていた。ふつう何かをふりかけて、がん細胞が死ぬのは、よくて何時間かたってから。翌日以降みてようやくわかるというぐらいのものだった。ところが、顕微鏡でみているその先からどんどん形状がかわって死んでいくのがわかった。

これは治療に使えるのではないか？

２００９年5月のある日のことだった。

化学反応と物理反応の連鎖で細胞が壊れる

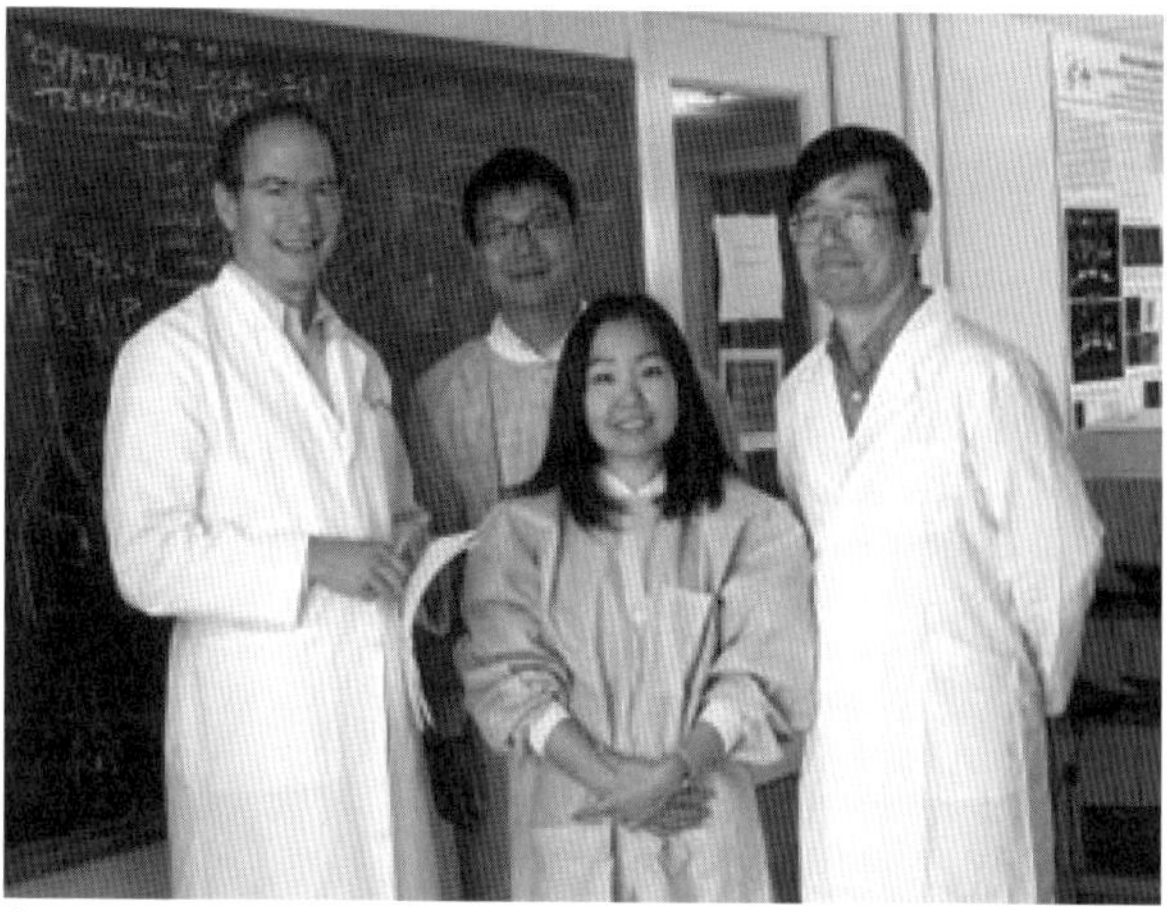

当時のＮＩＨの小林ラボのメンバー。右から小林久隆、小川美香子、小坂信之、Peter L Choyke。2011年11月6日付けのネイチャー・メディスンの論文に全員名前を連ねることになる。

「なんか凄いことが起こっているみたいだから、あんたこれ続けてみる気はない?」

帰国を一カ月後に控えた小川にそう言ってみた。

しかし、小川はつれなく日本に帰ってしまう。かわりに、東京慈恵会医科大学から来た光永眞人がこのIR700抗体を治療に応用する研究をひきつぐ。


マウスでこの方法を実証した最初の論文がネイチャー・メディスンに発表されたのは、2011年11月6日のことだった。

論文は、手術、放射線療法、化学療法(抗がん剤)という標準療法にかわる新しい治療法を開発したと印象づけるものだった。すなわち、がんが発する抗原ごとの抗体にIR700をつければ、新しいプラットフォームとしてさまざまながんに応用できる、ということも論文ではうたっていたのである。

ただ、ネイチャー・メディスンの論文を出したときには、どうしてがん細胞が壊れるのかその作用機序がよくわかっていなかった。

論文を査読したレフェリーの一人は、「活性酸素の働きによるものだろう」とコメントをしてきていたが、小林は納得していなかった。それが、違うということがわかるのは、2012年夏に浜松ホトニクスが開発した新しい位相差顕微鏡で、治療した細胞の三次元のデータを時系列でおって観察してからだ。物理的に細胞が膨れていき、細胞膜が破れる。それによって細胞が死ぬ。

となると活性酸素ではない。

光による化学作用で起こる物理的な力で、IR700が細胞膜を壊しているのではないか。

ということに思いあたるのは、2012年の暮れに化学者のマーチン・シュナーマンと議論をしたことがきっかけだった。シュナーマンは、IR700の化学作用を専門にしていた。そのシュナーマンが言うには、IR700は光によって側鎖がきれる可能性があるというのだった。小林にとっては、目からうろこが落ちるような指摘だった。

位相差顕微鏡でみると光をあてた瞬間Y字型をしていたIR700がくいっと曲がってO型になるのが見えた。それによって細胞膜の抗原にくっついている抗体の形もかわって、細胞膜が破れる。ここに水が入ってきて、がん細胞が破裂するという過程を確かめることができた。

大変な発見をしたことに小林は気がつく。IR700というのは、細胞にくっつかなければ、ほとんど無害だ。このころはEGFRというがんの発する抗原に対する抗体にIR700をのせていたが、がん細胞だけにくっつくということは、がん細胞ひとつひとつを物理的に手術しているのと同じ意味を持つ。つまり、がんの治療でもっとも大きな問題である副作用がほとんどないということになる。

IR700自体の半減期は1・5日。30日たてば1000分の1になる。体内からは短期間でなくなる。

これは急性、晩発性の副作用がでる放射線や、健康細胞にも影響をあたえる従来の抗がん剤とはおおきな差になる。抗体に抗がん剤をのせる療法も2010年代には「分子標的薬」（章末注参照）としてさかんに開発されるようになるが、その「分子標的薬」にしてものせているのは、抗がん剤であるので副作用は少ないとは言えない。

そして小林は、一カ所の腫瘍をこのIR700を使った抗体で破壊すれば、とびちった抗原を免疫細胞であるT細胞が認識し、そのT細胞が増えて血流をめぐって転移した遠隔地のがんも叩けるのではないかと考え、動物実験を始める。

マウスに腫瘍を4カ所にうえつけ、1カ所をこの療法で叩くことで、他の箇所のがんが叩けるかどうかを確かめたのだ。15匹のマウスのうち、12匹で4カ所すべての腫瘍が消えた。なにもしないマウスが20日ほどで全て死んでしまうのに対して、IR700をEGFR抗体にのせたものを投与し、近赤外線で照射したマウスは40日をすぎても、8割が生存していた。

「光」によってスイッチをいれ「がん」を破壊し「免疫」を惹起して他のがんも叩く。光免疫療法の誕生だった。


小林はNIHの知財部と相談をし、この療法の特許を2009年の年末までにNIHが取得していた。

あとはいかに実用化するかだった。

しかし、それが難しかった。

証言者・主要参考文献

小林久隆

Cancer Cell-Selective In Vivo Near Infrared Photoimmunotherapy Targeting Specific Membrane

Molecules, Makoto Mitsunaga, Mikako Ogawa, Nobuyuki Kosaka, Lauren T. Rosenblum, Peter L Choyke, and Hisataka Kobayashi, Nature Medicine, Nov 6 2011

Photoinduced Ligand Release from a Silicon Phthalocyanine Dye Conjugated with Monoclonal Antibodies: A Mechanism of Cancer Cell Cytotoxicity after Near-Infrared Photoimmunotherapy, Kazuhide Sato, Kanta Ando, Shuhei Okuyama, Shiho Moriguchi, Tairo Ogura, Shinichiro Totoki, Hirofumi Hanaoka, Tadanobu Nagaya, Ryohei Kokawa, Hideo Takakura, Masayuki Nishimura, Yoshinori Hasegawa, Peter L. Choyke, Mikako Ogawa, and Hisataka Kobayashi, ACS Cent Sci, 2018 Nov 28

※分子標的薬の定義は「特有あるいは過剰に発現している、特定の標的（分子）を狙い撃ちにしてその機能を抑える薬剤」ということになり、この本で展開されるモノクローナル抗体を利用した薬は代表的なものだが、遺伝子に働きかけ、直接たんぱく質の出現を抑える核酸医薬なども分子標的薬に入る。が、この本では理解をしやすいよう狭義の抗原抗体反応を利用した薬を指すことにする。

※光免疫療法は、商標を獲得できていないので、インターネットで検索すると、光免疫療法の名を冠した自由診療のクリニックの広告がたくさんでてくる。なかには、小林の名前をつかいながら、実はまったく違うあやしげな療法を「光免疫療法」の名のもとで提供しているものもある。

規制当局が承認して保険収載される治療とは別の「自由診療」という名の〝医療〟は、厳しい治験をくぐりぬけたものではない。

第7章　腫瘍再発か脳浮腫か？

画像上の白い広がりは腫瘍の再発ではなく偽進行だ。アバスチンの投与を始める宮武伸一。余命2年と告げられた中華料理店のコックは、前人未到の長期生存者となるが——。

横浜市の鶴ヶ峰駅前にあった盛華楼のサンマーメンは美味しいので有名だった。サンマーメンは、野菜の餡掛けラーメンで、横浜の港湾労働者が野菜をとれるようにと中華街の中国人がつくった戦前発祥の料理だ。サンマーは中国語、生（サン）はシャキシャキとしたという意味で、馬（マー）は上に載せるという意味がある。

修業時代に知り合い川上利博の店で働くことになる蕭秀康《しょうひでやす》は、盛華楼のサンマーメンがうまいのは、鍋をふっていた料理長の利博が中華料理だけでなくあらゆる料理を研究する工夫の人だったからだと考えている。利博は、高校の時から、元町の「梅林《ばいりん》」という高級割烹の調理場でバイトをして魚のおろしかたを覚え、魚は全部自分でおろしたし、店ではクリスマスには鳥を樽につけこんで丸焼きにして出すなんてこともしていた。

祖父は福建省出身の中国人。働いていた中華街の盛華楼からのれんわけする形で祖父が鶴ヶ峰駅の商店街に店を開いたのは昭和24年（1949年）のことだ。祖母と父親は日本人で、利博自身はクオーターだった。

その利博がふとしたおりに物を落とすようになっていたことに気がついたのは並んで鍋をふ

っていた蕭だった。

一番鍋をふる利博の後ろには冷蔵庫があったが、その冷蔵庫に肉をしまうとき、ぽとっとおとしてしまうのである。

異変は利博の妻も感じていた。

妻も店に出て会計や配膳をやっていたが、たとえば休日釣りに子供たちと一緒に行ったときに急に体調が悪くなったり、車の運転で縁石に乗り上げたり、ミラーをぶつけてしまったりということが立て続けに起こっていた。

妻は利博に「病院に行ったほうがいい」と勧め地元の横浜鶴ヶ峰病院に行った。

疲労のせいです、と一度は帰されてしまった。変調は続くので、もう一度行った時にＭＲＩをとってみた。すると医者の顔色がかわっていた。

「ここでは診れないので、新横浜の労災病院に行ってください」

余命は１年半から２年

横浜労災病院の脳神経外科での初診は２０１１年５月18日のことだ。このとき対応したのが、現在は脳神経外科の副部長になっている松永成生《しげお》だった。

「受診の一ヵ月くらい前から、左手がしびれている感じで、さわっている感覚がつかみにくい」と利博は松永に訴えている。

ＭＲＩをとりなおした。

すると、右頭頂部に白いリング状の「死の円環」、リングエンハンスが写っていた。さらに中央にいったところに白い点がある。前頭葉のところにあるのは浮腫だろうか、ぼんやりと白くなっている。

松永成生ら医師団は、悪性腫瘍か脳転移のどちらかだと疑った。リング状になっているのは、中の部分に酸素がいかず壊死しているからで、膠芽腫の典型的な画像だ。が、この段階ではそうは診断せず、全身のCTをとって、肺がんなど他のがんから転移したものでないかを調べた。他の箇所にがんが見つからなかったので、二週間とたたない5月31日に最初の手術ということになった。

膠芽腫は転移はしない。それ自体の急激な進行によって患者を死に至らしめる。転移をしないということが逆にこの病気の難しさを表しているのだが、そのことの意味は読者はこの本の最後で知ることになるだろう。

横浜労災病院での膠芽腫の症例は、年間10人いるかいないかである。覚醒下手術はできなかった。というのは、覚醒下手術をするには麻酔医や検査技師がその技術を習得しておく必要があるが、大学病院でない労災病院ではそこまでは無理だったからだ。

5月31日の手術は16時18分に始まり20時5分には終わっている。

腫瘍部分はほぼとれたが、多少残った部分もあった。

組織は病理にまわされ、一週間後、腫瘍は、「グレード4の膠芽腫」と判定される。

悪性脳腫瘍の「グレード」は、他のがんで言う「ステージ」とは意味が違う。ステージの場合0から始まって1、2、3、4と悪化していく。が、悪性脳腫瘍の場合のグレードは、がんのタイプによってわけられ、グレード4というのは最初からグレード4でもっとも悪性度が高いということになる。これが膠芽腫だ。

松永は利博の妻にこう説明している。

「四段階あるうちのいちばん悪いタイプの脳腫瘍でした。このあと、放射線と抗がん剤の治療をやっていきますが、平均余命は1年半から2年です」

手術をしても、「必ず再発する」とも松永は妻には告げている。この時利博はまだ41歳。

ＢＮＣＴを受けてみたい

だが、川上利博は諦めていなかった。病気の深刻さはわかっていたが、何か方法がないかと調べていた。

利博が店を開いていた鶴ヶ峰の商店街の幼なじみに家族同然のつきあいをしていた佐藤淳という男がいた。弟のようにしてつきあっていたが、佐藤がさまざまな治療法を調べて、重粒子線の治療がいいと聞けば、千葉までいってセカンドオピニオンをとったりした。

利博は、松永らの予言どおりに、手術から4カ月後には再発がわかる。

「左手の麻痺が悪化した」と来院したが画像をとると、前回脳浮腫と考えていた白い影が増大をしていた。他の検査をして「再発かもしれない」ということになり、松永らはガンマナイフを使った治療を提案した。

ガンマナイフは放射線治療の一種である。

そのころまでには、弟分の佐藤淳は、ＢＮＣＴにいきついていた。大阪医科大学のホームページに、ＢＮＣＴの臨床試験のことが出ていた。入院中の利博にそのことを教えると、利博は熱心にその臨床試験の説明を読み、大阪医科大学でこの臨床試験の担当をしていた宮武伸一にメールを出した。

しばらくして返事がきた。

「ぜひいらっしゃいませんか」とメールにあった。

「返事きたよー」

宮武が書いた一文を読んで「自分は、労災病院よりも、この先生のところで治療をうけたいんだ」と妻に言った。

だから、9月19日に横浜労災病院で、再発の可能性が高いことと、ガンマナイフの提案をうけた川上利博はその場で「大阪医大でBNCTをうけてみたい」と松永に返した。宮武の名前を出しながら、「自分は労災病院の治療をストップしてでもこの治療をうけたい」と訴えた。

松永は、膠芽腫のBNCTと言えば宮武伸一だということをよく知っていたし、学会の発表を聞いたこともあった。だから、紹介状を書いた。

こうして川上利博は、2011年10月20日に、大阪熊取の京大原子炉で、BNCTをうけることになるのである。

主治医は宮武伸一。

アバスチンを投与

照射は、最初の手術でとりきれなかった箇所に増大している腫瘍にむけて行われた。

盛華楼は一番鍋の川上が不在の間は二番鍋の蕭秀康が調理場の指揮をとった。妻も店があるので、利博は一人で大阪に行きBNCTの照射をうけてきたのである。

妻が宮武に会うのは、夫の利博がＢＮＣＴの照射が終わって三日後のことである。二人の男の子がいたが、子供と一緒に高槻の大阪医科大学の附属病院に夫をむかえにいった。

宮武はわかりやすくしかし、はっきりとＢＮＣＴ照射後のことについて説明をしてくれた。希望をもたせるようなことは言わず、現実を教えてくれたと妻は感じた。

「徐々にこれでよくなると思いますが、治るか治らないかは正直わかりません」

正直、妻は宮武の施術をうければ治ると思っていたので、そんな楽なものではないということもわかりショックもあった。しかし、正直に言ってくれるこの医者は信頼できると感じた。何より夫が宮武のことを信頼していることは肌身でよくわかった。

「これは私のメールと携帯番号です。不安なことがあればいつでも連絡をください」

厳しい現実を教えてくれたあとに宮武は礼儀正しくこう妻に言ったのである。

実際、その後不安なことがあってメールをすると、海外出張中でもすぐに返事がかえってきた。

ＢＮＣＴ照射後１週間でとったＭＲＩの画像では、早くも効果があらわれ、右脳にある腫瘍が消えかかっているのがわかった。

ところが３カ月後とった画像では、再び白い部分が広がっていた。

10年前の61歳の男性のケースではここで再々発と判断をし、治療をやめたのだった。が、この10年の間の研究で、この白い広がりは、偽進行である可能性が高いということを宮武はわかっていた。

宮武は心配する利博と妻にこう言う。

「画像上は白い影が広がっているように見えますが、これは腫瘍の再々発ではない可能性があると思います。放射線によって脳がむくむとこういう画像が現れることがあります。これに対しては、アバスチンという薬が効きます。ただ、これは脳のむくみに対してはまだ日本では承認されていないので、保険でカバーできませんが、やってみる価値はあると思います」

アバスチンの費用は月10万円にもなるが、利博と妻は宮武の説明に納得をし、この薬の投与をうけることにした。

すると、広がっていた白い影がみるみる後退していったのである。

余命2年をすぎる

利博は職場に復帰する。

午後の時間になると、びっこをひきながら店にやってきた。右手で中華鍋をふりながら料理をした。左手は動かないので、バイトの子が横につき、皿にもりつける。利博が料理ができると鍋を斜めにして、スプーンでアルバイトがもりつけていくのである。

蕭秀康は、利博がくる午後は、休憩に入ることができた。

基本は横浜労災病院で経過をみつつも、高槻にある大阪医科大学の宮武のもとにも通っていた。

「先生、サンマーメンを食べにきてください」

こう元気よく言われたことを宮武は覚えている。

高槻で診察をうけた2013年9月の帰り、弟分の佐藤淳は、利博と京都でおちあい、食べ歩きをした。

最初に祇園の割烹「なか川」にいき、それから肉割烹「安参」、最後は、「おかる」のカレーうどんでしめた。佐藤が京都を好きでよく旅行をするので、利博をさそったのだった。

京都の夜の街路をいい気持ちで歩いているときに利博はこんなことを言っている。

「宮武先生には感謝している。自分はＢＮＣＴをうけていなければ生きられなかった」

余命と言われた2年はとうにすぎていた。

「5年生存したら僕は治るんだ」

利博と妻がもともと知り合ったのは、横浜のスポーツクラブでだった。妻は、ダンスのインストラクターをしていた。利博は兄とジムに通っており、二人は出会った。結婚をしたのは互いに29歳の時。妻はプロのダンサーとして舞台で踊っていたりもしたが、子供が生まれるときに、ダンサーとしての仕事をやめ盛華楼一本でいくことにした。

利博は妻に、「5年生存したら僕は治るんだ」ということを繰り返し言っていた。

不自由な体だが、店で鍋をふり、子供たちを気にかけ、食べ歩きをする夫を見ていると妻もいつしか「5年生存したらば治る」という言葉を信じるようになっていた。

照射から3年後、ＭＲＩ画像をみると三たび白い影が広がるのがみえた。

妻も利博も再発ではないかと心配する。

再発か再発でないかを確定診断するには、もういちど開頭して組織をとるしかない。しかし、そうはしなくとも、がんがとりこむ物質に放射性物質をつけたＰＥＴの画像をとればある程度のことはわかる。

宮武はＰＥＴの画像を慎重に見た。ＰＥＴ上はきれいだ。大丈夫。これは再発ではない。２０１４年7月3日の診察で、「再発ではありません。心配しなさんな」と利博と妻に言う。二人は納得した。

実際、アバスチンの投与が続くと、白い影は消えていき、２０１５年3月30日のカルテにはこうある。

〈3月20日のＭＲＩでは浮腫、造影域とも変化はなし〉

6月12日のカルテではこうも書いている。

〈5月の画像で変化無し。この一年間画像は不変〉

発病から4年が過ぎたが、利博は元気に生きている。

未知の領域を歩く

ところがその翌月の検査でタンパク尿が出てしまった。タンパク尿がでるということは腎機能に障害が出ているということである。アバスチンの副作用だ。この月、２０１５年7月からアバスチンの投与が中止された。

アバスチンは、そもそもこのような長期にわたって使用することは想定されていない。中止はやむをえなかったが、しかし、中止後4カ月で、痙攣発作を起こした。左上下肢の麻痺が悪化した。

ここで、宮武はふたたびＰＥＴをとる。画像診断の結果、腫瘍の再発ではないと判断をした。脳浮腫がアバスチンをやめたことで拡大したゆえの麻痺だろう。

横浜労災病院と協議のうえアバスチンの投与を再開することになった。

宮武も横浜労災病院の松永も未知の領域を歩いていることはよくわかっていた。

中性子線は人体をとおりぬけると言っても、ＢＮＣＴの前に放射線の治療を利博はうけている。それに上塗りする形で中性子線をあびたのだ。

放射線の副作用はいつ終わるという期限はない。

何年かあとに突然出てくる。たとえば、血管腫という別のものができたり、違う種類の悪性腫瘍が発生したり、膿瘍《のうよう》ができたりする。そうした症状がでたときの対応のために、横浜労災病院では、放射線を一度あてた患者はずっとフォローする。カルテを廃棄することはない。そしてこうした晩発性の副作用はよくわからないことも多い。

アバスチンを再開して半年後の２０１６年６月に横浜労災病院でとったＭＲＩ画像に播種《はしゅ》がみてとれた。種をまくようにして腫瘍がちらばっているような画像だ。腫瘍が浸潤した可能性もある。

２０１６年９月にみたび、宮武のところでＰＥＴの診断をあおぐことになった。

利博は不安でたまらず、手術をして組織をとって確かめる必要があると考えるようになっている。

いかがわしい代替医療を勧められ心が動くこともあった。鶴ヶ峰の盛華楼に、代替治療のセールスがおしかけてきた。ボランティア団体をよそおっているが、一本一万円もする酵素を「がんに効く」と不安にさいなまれる利博に勧めている。東大教授のお墨付きだと、したり顔でその酵素を夫に勧めているのを横で聞いてきた妻は、大声で「帰ってください」と追い返した。

「この人の命をモルモットのようにするのはやめてください」

利博は体調が悪くなり、鍋をふれなくなった。それまで手伝ってくれていた蕭秀康も鶴見の両親が運営する店を助けなければならず「盛華楼」には通えなくなっていた。そのため新しい料理人を妻がやとったが、味は落ち、客足は遠のいた。店の経営が厳しくなっていく。

2016年9月にとったPETを宮武は注意深くみた。うっすらと集積しているが、左右差はほとんどないから再発ではない。

「心配しないで。余計なことはしないように」

と〝腫瘍〟を切除することを訴える利博をなだめた。

妻は納得したが、今度は本人が納得しなかった。

川上利博は、横浜労災病院で開頭手術をうけることになったのである。

再発にはあらず

アバスチン使用下の開頭手術は、開頭したあと骨弁をもどしても、なかなかくっつかないという危険性がある。血管の新生が阻害されているので、組織が再生しないのである。

それでも、本人は手術で腫瘍か否かを確認することにこだわった。

2016年12月13日、手術は横浜労災病院で行われた。

宮武は、横浜労災病院の松永に、「もし、腫瘍だったらばごそっととってくれ」と申し送った。

画像上白くなっている部分の組織をとって病理に回した。

が、その結果は、やはり腫瘍の再発は否定されたのである。横浜労災病院の病理と担当医師団との協議は「放射線障害だろう」ということになった。

そして恐れていたことが起こってしまった。閉頭の際に人工骨をいれたが、これがうまくくっつかず炎症を起こすことになったのである。

２０１７年1月12日に、その人工骨を出し、感染骨弁を除去する手術を行った。

だが、炎症は収まらなかった。人工の硬膜も大腿部の筋肉を硬膜に移植することでとりはずす手術を行うことになった。それが、２月28日。

こうして人工物を全部だしてようやく炎症がおさまった。

しかし、それ以降、利博の体調は悪かった。その年の暮れには、脳浮腫がひどくなり入院をしている。が、急性期の治療ではないので、横浜労災病院に入院をし続けるわけにはいかず、リハビリ系の病院に転院したりした。

いよいよ店はたちゆかなくなり、２０１９年2月28日には祖父の代から続いていた盛華楼を閉店することになった。

この最後の日利博は車椅子で店に出勤し、妻や息子ふたりと記念写真におさまっている。蕭秀康も最終日に客としてかけつけた。が、厨房をのぞくと一番鍋のはずの男が裏で酒を飲んでいた。あの賑わっていた盛華楼がこんなことになってしまったのかと、蕭は切なくなった。

利博さんの鍋でなければ盛華楼はまわらなかったのだ。

盛華楼を閉店したのは、借金もかさみ従業員の給料が払えなくなっていたからだった。

その年の9月20日に介護施設で利博は亡くなっている。お金がなくなり施設での死であったので、本当の死因はよくわかっていない。

妻は、いちどは本当に治ると信じていた。利博もそうだったろう。

しかし、2年と言われた余命を8年も生きたのだ。この貴重な6年で息子たちや私とも大事な思い出ができた。

利博はマリンスポーツを愛し、海を愛した。私と子供をつれて湘南の海をよく訪れた。手術の後遺症で車椅子の世話になるようになっても、車椅子で、家族一緒に海を訪れた。

BNCTという治療があって、宮武先生や松永先生、そして仕事、友人に支えられて利博と私たちは生きてこれたのだ。

そう今でも、あの闘病の日々のことを妻は振り返るのだった。

利博がBNCTの照射をうけた2011年からその死までの2019年の間というのは、実はBNCTにとっても大きな挑戦の歳月だった。

ひとつは3・11の原発事故によって原子炉を中性子源に求めるのが難しくなってきたため、医療用加速器を開発し、加速器をつかって中性子をとりだして治療をするという方法に変わったこと。

そしてこの加速器を使って、膠芽腫と頭頸部がんに対する保険診療適用のための治験が始まったのである。

それまで熊取の原子炉での治療照射は、臨床試験として行われた。臨床試験は研究である。治療成績などの条件はかせられない。

治験は臨床試験とはまったく違う。その治療法が保険収載され、誰でもうけられるよう、ある条件をさだめて行うものだ。厚生労働省所管の独立行政法人医薬品医療機器総合機構（ＰＭＤＡ）の監督のもと、そのデザインを設計する。評価項目が定められ、その評価項目を達成しなければ、承認とはならない。

宮武は膠芽腫でのＢＮＣＴ治療を一般に広げるために、医療用加速器を使ったこの治験に全力で挑む。

証言者

宮武伸一、松永成生、佐藤淳、蕭秀康、川上利博の妻

第8章　原子炉から加速器へ

アカデミアの発想が、実際の医療の現場で用いられるようになるには企業の力が必要だ。BNCTは、原子炉から加速器へ中性子源を変える過程でもっとも早くその企業をみつける。

ＢＮＣＴの歴史は古い。日本でも１９６０年代から、ブルックヘブンでの治験（第5章60ページ）にかかわった東大の畠中坦《ひろし》が膠芽腫への照射を日立の研究用原子炉で行ったり、神戸大学の三島豊がメラノーマへの照射を熊取の京大原子炉を使っておこなったりしていた。

光免疫療法の小林久隆や、ウイルス療法の藤堂具紀のような一人の学者によってひっぱられてきたものではなく、京大を中心とした学者のチームが分野を超えてとりくんできた。

どんな治療法も、薬事承認をえて、一般の人たちが保険診療で、不自由なくうけられるようにするためには、莫大な費用のかかる治験をくぐりぬける必要がある。その治験を行い費用を負担するのは多くの場合製薬会社だ。医師主導治験という制度で、日本医療研究開発機構（ＡＭＥＤ）など国の研究予算から支給をうけ治験を行う場合もあるが、承認申請自体は製薬会社が行わなければならない。

つまり、治療法を探索研究でみつけたアカデミアが、今度は渡らなければならない橋は、治験をし薬なり治療法なりを承認申請してくれる企業を探すことだ。

アカデミア、つまり学者がいくら騒いでも、その治療法に可能性を見いだす企業がつかなくては、だめなのである。

その点、多くの学者のチームプレイによってなりたってきたＢＮＣＴはこの三つの療法のうちもっとも早く企業のバックアップが得られた療法だ。

頭頸部がん照射の劇的成功例

そのきっかけとなったのは、この本の第一章でとりあげた61歳の膠芽腫の男性とほぼ同時期に、ＢＮＣＴの照射をうけた67歳の女性の劇的な治癒のケースだった。

といってもその女性は膠芽腫になっていたわけではない。

頭頸部がんといって頸部にできたがんでＢＮＣＴの照射をうけたのだった。

もともとは耳下腺《じかせん》にできたがんで、大阪大学歯学部の附属病院で外科手術を行っていた。手術のあと放射線をあてていたが、半年後に再発した。抗がん剤を試したのはそのあとで、最初の抗がん剤は効かず、そのあとは承認されたばかりのＴＳ－１という抗がん剤を投与したが、まったく効果が見られなかった。

腫瘍は耳下腺部から下顎骨や顎下部に拡がっていた。中央の部分は潰瘍となり、そこから粘りけの強い粘液が出ていた。潰瘍部分からは出血するようになっていた。

正面から見ると、耳は大きなこぶのうえに、浮かぶようについている。

万策つきて、主治医の網野かよ子は、ＢＮＣＴの共同研究に参加していた同僚の加藤逸郎に助けを求め、患者は京大原子炉実験所の小野公二のもとで、ＢＮＣＴをうけることになったのである。

頭頸部のがんへの照射は初めてのことだったが、これが劇的に効いた。左の写真を見てもらえばわかるように、三回の照射で腫瘍はほぼ消失したのだった。

BNCTを受ける前の放射線治療では、激しい口内炎の副作用に悩まされ途中で中止したが、BNCTの場合、照射した部分に脱毛は見られたものの、厳しい副作用はなかった。さらに重要なのは、腫瘍がなくなって、正常皮膚が再び覆ったことである。

このことは、癌細胞だけを選択的に殺し、正常細胞は傷つける度合いは低かったことを意味した。

6年後に、患者の夫は、「医用原子力だより」という医用原子力技術研究振興財団の広報誌に「BNCT関係者への手紙」と題する原稿を、寄せている。

〈私の妻は、唾液腺悪性腫瘍に対して、京都大学原子炉実験所（KUR）で2001年より、ホウ素中性子捕捉療法（BNCT）の5回の分割照射治療を受け、腫瘍は殆ど消失し良好な経過をたどっています。私たちにBNCTの治療の機会を与えてくださったKURと治療に携わった人々に深く感謝しています〉

この患者は最初の照射から七年後に誤嚥性肺炎で亡くなる。

死亡時、腫瘍は完全消失していたことがわかっている。

BNCTは、原子炉を使っているかぎり、薬事承認はのぞみえなかった。原子炉を医療機器とは厚生労働省が絶対に認めてくれないからだ。そのことを京大原子炉実験所の小野公二は、厚労省の官僚との話し合いでわかっていた。また、京大原子炉実験所の原子炉自体2006年に廃炉になることが当時はきまっていた。この廃炉こそ、この頭頸部癌の女性の劇的治癒の成功のおかげもあって、後にまぬがれることになるのだが、しかし、別の中性子源を見つけるこ

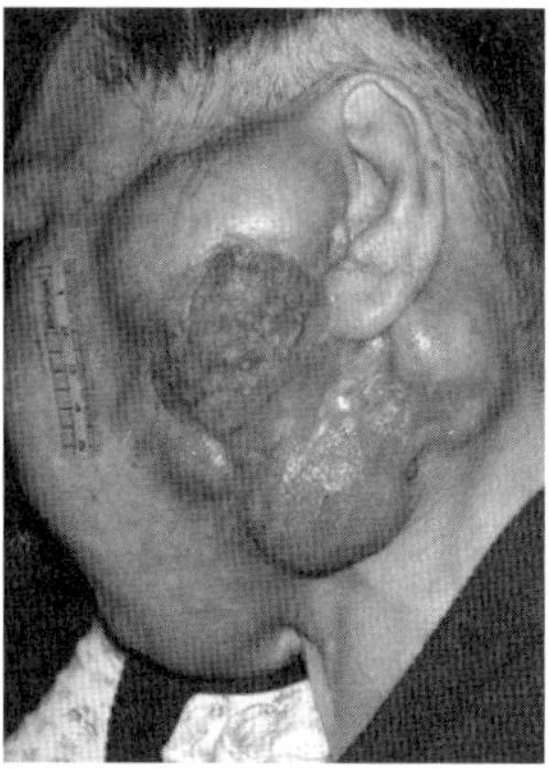

照射前の患部。放射線も抗がん剤も効かなかった。

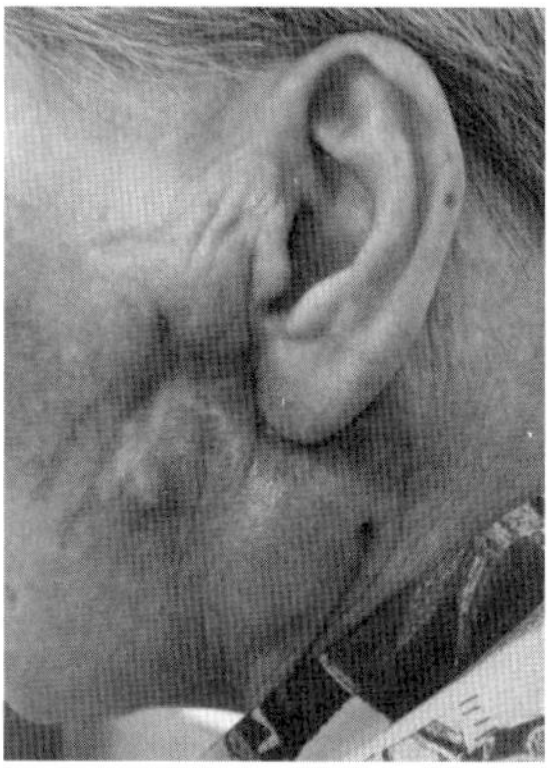

三度目の照射をした五カ月後の様子。腫瘍はほぼなくなり健康な皮膚が覆った。

とは喫緊の課題だった。

ではどんな中性子源があるのか?

加速器である。

仮に医療用の小型の加速器を開発することができれば、そこから中性子を照射できる。

２００２年４月に京大原子炉実験所の教授として迎え入れられた丸橋晃は、医学物理が専門だった。筑波大学の助教授から着任した時の希望は、陽子線治療施設の建設だった。しかし、小野公二に、２００１年12月に照射をうけたこの女性患者の写真を見せられる。

「こりゃすごいわ。これほうっておいたらいかんのじゃないの」

住友重機械工業が動く

１９３６年にゴードン・ロシャーが書いた「中性子の生物学的効果と治療の可能性」の論文のなかに、すでに、「ではその中性子をどう得るか」という問題が書かれている。まだ原子爆弾も原子炉もなかった時代、ゴードン・ロシャーは三つ方法をあげ、そのうちのひとつに、ラジウム・ラドンから出てくるアルファ粒子をベリリウムにぶつけるという方法をあげていた。

加速器の開発は１９３０年代から始まっている。電磁石のプラスマイナスをきりかえていくことで、プラスの電荷をもつ陽子を加速していくのである。水素からイオン源によって電子をとってしまったのが陽子。

加速した陽子をベリリウムにぶつけて中性子を発生させる。そんな加速器の開発が別の中性子源になる。加速器であれば原子炉に比べれば遥かにコンパクトで、病院に併設することもできるだろう。

　丸橋は最初、東北大学にある加速器をもとにして設計ができないかと考えた。この加速器は三菱重工がつくったものだが、エネルギー数がＢＮＣＴに使うには足りない。再設計をしてもらう必要がある。丸橋が設計資料もつくって三菱重工にもちこんだが、「将来的な需要がみこめないからつくれない」というつれない返事だった。

　小野と二人で途方にくれた。住友重機械工業も医療用の加速器をつくってきた実績があったので、大阪の出張所に行って話をしたがらちがあかなかった。

　そこで、筑波大学時代に陽子線治療装置の売り込みにきて知り合っていた住友重機械工業の佐藤岳実を東京本社に訪ねた。佐藤は、北海道大学の工学部原子工学科出身で、住友重機械工業に１９７６年に入社、主に加速器の物理機械設計を担当してきた。

　丸橋はここで、２００１年12月にＢＮＣＴを行った頭頸部癌の女性患者の劇的な回復の写真をみせながら説得した。

「このように、実際に効果がある。しかし、原子炉でやっているかぎり、薬事承認はない。加速器をなんとしても京大原子炉実験所につくりたい」

　住友重機械工業が従来つくってきた医療用の加速器はＰＥＴを用いた癌の画像診断に用いられるものだ。陽子を加速器でまわして、グルコースにあてると不安定な同位体になる。そのグルコースを人体に投与すると、栄養分なので、代謝の激しい場所に集中していくことになる。そのグすなわちがん細胞である。そのグルコースの同位体がもとにもどる時に、微弱な放射能を出す。それを磁気画像でとらえるというわけだ。

　住友重機械工業はこのＰＥＴ用の加速器を病院に納入していったが、丸橋が佐藤を訪ねた２

005年はちょうど、だいたいどの病院にも売り終わったところだった。つまりBNCT用の加速器を開発すれば新しい販路になるかもしれないということだ。

しかし、何よりも、佐藤は、67歳の女性の劇的な回復にロマンを感じた。

住友重機械工業で、佐藤という理解者をえたために、丸橋・小野らの加速器構想は一歩前進することになる。

しかし、問題は、京大に加速器を買うだけの金がないことであった。

どんなに少なくみつもっても20億円弱はかかる。

大阪の化学メーカーがホウ素剤に参入

BNCTの実用化のためには、物理の側面では加速器が必要だった。化学の側面では、がん細胞に選択的にくっつくホウ素剤が必須だ。これがメラノーマというがんが黒色色素を好んで食べることをヒントにしてつくったBPAというホウ素剤だが、このホウ素剤をつくることになるのが、大阪に本社のある化学メーカー、ステラケミファだった。

ステラケミファは、もともとフッ素を製造するメーカーだった。フッ素を使った半導体の洗浄液などで90年代に売上を伸ばしていたが、代表取締役会長の深田純子は、他分野への進出を考えていた。ステラケミファは戦前からある同族会社で、深田は大株主でもあった。

三フッ化ホウ素というガスを使って自然界に2割あるホウ素の同位体ボロン10を濃縮する技術も持っていた。このボロン10は、中性子を吸収する力が強く、たとえば、原子力発電や核爆弾の臨界制御につかわれていたりした。

そのボロン10の製造設備を、泉大津に94年に作ることになったことから、ボロン10の販路を考えろというのが浅野智之という応用化学出身の係長に与えられた使命だった。たとえば、ボロン10を防護服に編み込んだ放射能防護服をつくったりしたが、しかし、これはあまり売れなかった。

浅野はＢＮＣＴに中性子をよく吸収するボロン10が必要だということを商社の人間から聞き込む。泉大津から、京大原子炉実験所が近かったこともあって、商社の人間に紹介を頼んで原子炉実験所の教授の小野公二を２０００年に訪ねたのが始まりだった。

そうこうしているうちに、劇的な２００１年12月の頭頸部癌の成功事例を浅野も見ることになる。この症例の写真をもって浅野は、製薬業への進出を会社の中で提案する。

浅野は、住友重機械工業の佐藤岳実と日本中性子捕捉療法学会で知り合い、連合戦線を組んだ。ボロン10をつかった薬剤として承認をされるためには、まず加速器が開発されなくてはならない。会長の深田純子に相談をすると、その金を出してもいいということになった。

加速器の値段は19億。

売上が２００億円台の企業にとっては小さな額ではない。しかし深田純子は、こう言って投資を決断したのである。

「半導体関係だけやっていても、先が見えている。薬剤のほうに進出してみようと思っている。うちが加速器を買ってやる」

このようにして、ステラケミファが19億円の金を出して、住友重機械工業が開発する加速器を買い、それを京大原子炉実験所に寄付する形にした。

この契約の締結が、２００７年８月。

その2カ月前には、ステラケミファは100パーセント子会社の製薬会社ステラファーマをつくった。代表取締役は浅野だ。浅野は、大阪府立大学とともに、流通できるホウ素剤BPAである「ステボロニン」を開発していた。その薬事承認の申請を後にこの会社はすることになる。

つまりBNCTは、ホウ素剤の薬事承認の申請はステラファーマが行い、加速器の医療機器としての薬事承認の申請は住友重機械工業が行うことになるのである。

加速器の開発は成ったり

医療用PETのための加速器では、陽子にたいするエネルギーは18ミリオン電子ボルトだったが、BNCTに必要な中性子をだすには、20ミリオン電子ボルト必要。安定した中性子をだすためには陽子のエネルギーをあげる必要があり、そこが難しかった。

また、アメリカの加速器は、陽子をリチウムにあてて中性子をだしていた。しかし、リチウムは180度で溶けてしまう。陽子をうちこんでいるうちに数十キロワットのエネルギーが付与されるからその冷却が必要だった。だから日本では、陽子をベリリウムにあてることにした。BNCTのためには、一平方センチに1秒間に、10の9乗個の中性子が必要だ。ということは、陽子をベリリウムにあてるところでは10の13乗から14乗の中性子を発生させる必要がある。そのために、エネルギーの高い陽子を加速できる装置が必要だったのである。

住友重機械工業はそれをやりとげ、2009年3月には京大原子炉実験所に加速器が納入された。

日本で初めてのＢＮＣＴのための加速器であった。

この加速器で陽子をまわし、ベリリウムの板にぶつけて、安定した熱外中性子を出す。

住友重機械工業の加速器と、ステラファーマのＢＰＡ、このふたつで薬事承認をえるための治験が２０１２年からまず脳腫瘍（膠芽腫）で始まることになる。

治験責任医師は宮武伸一だ。

証言者・取材協力者・主要参考文献

小野公二、加藤逸郎、丸橋晃、佐藤岳実、浅野智之、深田純子、小野公二、田中浩基、吉野和夫
「有望な放射線治療について」　佐々木良平、出水祐介、吉村亮一、加藤逸郎　口腔腫瘍　２０１９
「ＢＮＣＴの臨床：頭頸部―頭頸部癌におけるＢＮＣＴの適応と可能性について」　加藤逸郎　RADIOISOTOPES　２０１５年
「癌細胞の分化形質による選択的原子炉療法」　昭和52年度文部省研究費による「がん」特別研究報告　三島豊
「Melanoma seeking agent, 10B1-para-boronophenylalanine（10B1-BPA）：選択的親和性と致死効果」

中西孝文、市橋正光、辻 正幸、三島 豊、吉野和夫、岡本真実、垣花秀武 Proceeding of The Japanese Society for Investigative Dermatology, 1980 12

MELANOMA-SEEKING PROPERTY OF 10B1-PARA-BORONOPHENYLALANINE・HCL, Masayuki TSUJI, Yutaka MISHIMA, Masamitsu ICIHASHI, Takafumi NAKANISHI, Tooru KOBAYASHI, Keiji KANDA, Kazuo YOSHINO, and Makoto OKAMOTO, Proceeding of The Japanese Society for Investigative Dermatology, 1981 12

*Synthesis of Aromatic Boronic Acids. Aldehydo Boronic Acids **and a** Boronic Acid Analog of Tyrosine,* By H. R. Snyder, Albert J. Reedy and Wm. J. Lennarz, Journal of the American Chemical Society, Feb. 1, 1958

第9章　三木谷浩史登場

光免疫療法は、楽天の三木谷浩史という強いスポンサーを得る。三木谷はすい臓がんにかかった父親の治療法を追い求め世界中の専門家を訪ねているなかで、小林久隆に出会う。

アメリカのＮＩＨ（国立衛生研究所）は、国立の機関なので、ＮＩＨの研究者の発明の特許はすべて国のものになる。小林の光免疫療法の特許申請も、ＮＩＨの知財部が特許申請をして特許を取得すると、その特許はホームページ上で公開される。

これを製薬会社の探索研究の部門、あるいは医療ベンチャーは目を皿のようにして毎日チェックしている。

というのはライセンス料は基本的に利益の1パーセント。イニシャルコストはかからないようになっている。そのかわりマイルストーン（中間目標）をさだめ、いついつまでにこれができなかったらば権利を返還するという形をとっている。

国の機関なので、開発した技術をできるだけ国民の利益に供するようにという意図から、そうなっているのだ。

光免疫療法の特許に対しては、大手製薬会社2社、ベンチャー2社、中堅どころ2社の計6社から手があがった。

ＮＩＨ側でこのオファーを担当するのは、知財部だが、知財の職員はひとつひとつの技術に詳しいわけではない。小林に必然聞くことになる。

「どういう技術なのか？」

「これは世の中を変える革新的技術で、これをプラットフォームにしてすべてのがんに適用できるようになる可能性をひめているものだ」

すると知財の職員はちょっと考えてこう言った。

「大きい会社にだすと、自分のところの薬と利害が衝突した時に、開発を遅らせることがある。その点ベンチャーはその一点にかけているわけで、ベンチャーのほうがいいのではないか」

大手の製薬会社だと、パイプラインと呼ばれる承認前の段階に、たくさんの薬がある。そのどこに資源を投入するかを、全体の戦略の中から考える。かりにすでに先行して承認をうけた薬剤の必要性を根本から崩すような革新的な薬だと、かえって塩漬けになる可能性がある。そう知財の職員は言ったのだった。

そうした知財の意見をいれて、小林は、サンディエゴで誕生したばかりの社員数わずか6名の医療ベンチャーと話をすることにした。

アスピリアン・セラピューティクス。

CEOはスコット・サルカ。チーフ・サイエンス・オフィサーは、ミゲル・ガルシア・グズマン。

ネイチャー・メディスンに論文が掲載された翌年の2012年の春、この二人と小林は、サンディエゴのペトコパークという野球場近くのレストランでランチをする。小林は、サンディエゴに学会の用事があった。

CEOのサルカはともかく、グズマンはよく勉強しており熱心であることがわかった。

小林の勧めでNIHはアスピリアン・セラピューティクスに特許をライセンスアウトすることを決定する。

フェーズ1で6億円が必要

そしてここからは、医療ベンチャーの仕事のはずだった。

この光免疫療法の特許でがんの治験をするためには、資金を集めなくてはならない。

アメリカ食品医薬品局（FDA）で、承認をえるためには、フェーズ1からフェーズ3までの治験をくぐりぬけなくてはならない。

フェーズ1は、安全性を確かめる試験で、フェーズ2で少人数の被験者によって有効性や副作用の実際について確認する試験を行う。フェーズ3では、希少疾患でも400人といった規模の治験をして、統計的に有意な有効性を証明しなければならない。

フェーズ1だけでも600万ドル（約6億円）が必要だと考えられていた。

それを集めることがこうした医療ベンチャーの仕事だった。

しかし、スコットもミゲルもまったく金集めができなかったのである。

小林はじりじりした。一年たっても成果がない。自分で売り込んで資金を集めるしかないという悲壮な決意をする。

その小林が楽天の三木谷浩史と会うことができたのは、2013年4月14日のことだ。

小林のいとこの新保哲也の紹介だった。新保は、楽天市場が始まったときに出店をした最初の13店のうちのひとつ、ワッフルの店を経営していた。

そのころ三木谷は父親がすい臓がんで重篤な状態にあった。治療法を探し世界中の専門家を訪ねているさなかのことだった。すい臓がんも5年生存率が10パーセントを切るという難しいがんだ。小林の父親が息子のことを心配して新保にスポンサーを探しているという話をしたところ、「三木谷さんはお父さんががんで困っている。その相談にのるという形ならば会ってくれるかもしれない」となり、その日の面談がセットされたのだった。

がん細胞が壊れる動画でプレゼン

ホテルオークラの「さざんか」という鉄板焼きのレストランで二人は会った。小林はこの前日に横浜で行われた日本医学放射線学会で基調講演をするために来日していたのだ。

そのころすでに三木谷の父親は、末期に入っており、三木谷自身はもう難しいかなと感じていたころでもあった。

小林は席につくとぱんぱんに膨れ上がったプログレス・アーバンの黒いバッグからパナソニックのラップトップ・コンピューターをとりだした。

三木谷も小林も「ビーフの焼き野菜カレー」を注文する。

小林は、自分のパソコンを使ってプレゼンをするが、三木谷が、目をみはったのは、光免疫療法によってがん細胞が破壊されるその瞬間の動画だった。

細胞膜が破れ、細胞膜の中に水が浸透してくることで、膨張してがん細胞が破裂して壊れる。60秒ほどの過程を2秒に編集している。

浜松ホトニクスの位相差顕微鏡を使ってとった三次元の動画で、学会発表等でもつかっていたものだった。

「光があたるとIR700がくいっと曲がってそれで細胞膜が破れる。すると水が入ってきて、がん細胞が破裂します」

三木谷はひととおり説明を聞くと、こう小林に尋ねている。

「どうやったらば現実に使えますか？」

「これから治験をやって人で有効性を証明しなければなりません。ただその治験をするお金が、このライセンスを取得したサンディエゴの医療ベンチャーにはないんです」

三木谷は関心をもったのかどうか、小林にはわからなかった。

小林は、シンガポールでも資金提供してくれそうな候補者に光免疫療法を売り込まなければならなかったこともあって、翌日にはシンガポール行きの便に乗っていた。

二泊三日のシンガポールの滞在中に、三木谷の秘書から「帰りに東京によれますか」と連絡があった。

「三木谷がもう一度お会いしたいと申しております」

18日には東京にもどり、羽田から直接当時は品川シーサイドにあった楽天の本社ビルを訪ねた。

そこには、三木谷の他にすい臓がんにかかっている三木谷の父の主治医もいた。

ここで、もう一度小林は光免疫療法について説明をしたのである。

この二度目の説明の時には、この光免疫療法は将来的にはすい臓がんや膠芽腫のような難しいがんにも応用できるプラットフォームの役割を果たすことになるということや、すでに小林がマウスで実験を始めていた遠隔地の転移も、一カ所を光免疫で叩くことによって治る可能性があることも説明をしている。

その日小林は銀座の東武ホテルに宿泊している。翌日には国立がん研究センターで講演、翌々日に霞が関での用事を済ませすぐ帰国するつもりだった。

ところが、がんセンターの講演が終わったところで、三木谷の秘書から携帯に「再び三木谷が会いたいと言っている」という旨の電話が入った。

「残念ながら明日ワシントンに帰国しなければなりません」

そう小林が返すと、すぐに東武ホテルの会議室を楽天側が予約をし、三木谷が東武ホテルまできてくれた。

この東武ホテルの会議室での会合で、小林は最初の治験で何をする予定なのかを説明した。

すると三木谷がこう聞いたのだった。

「フェーズ1でどれくらいお金いる？」

「全体として6ミリオンドル、6億円から7億円あれば」

「それだったら出していいよ」

そう言って、その場でつれてきた三木谷個人の資産管理会社クリムゾングループの毛利寛を紹介した。

「あとは彼と話をしてください」

三木谷が楽天から投資をするのではなく、個人として投資をすることにしたのは、そもそもこれが個人の関係から始まった話だからだった。

父親の治療に間に合わないのはすぐわかったが、なによりこれまでとまったく違う治療法というのにひかれた。

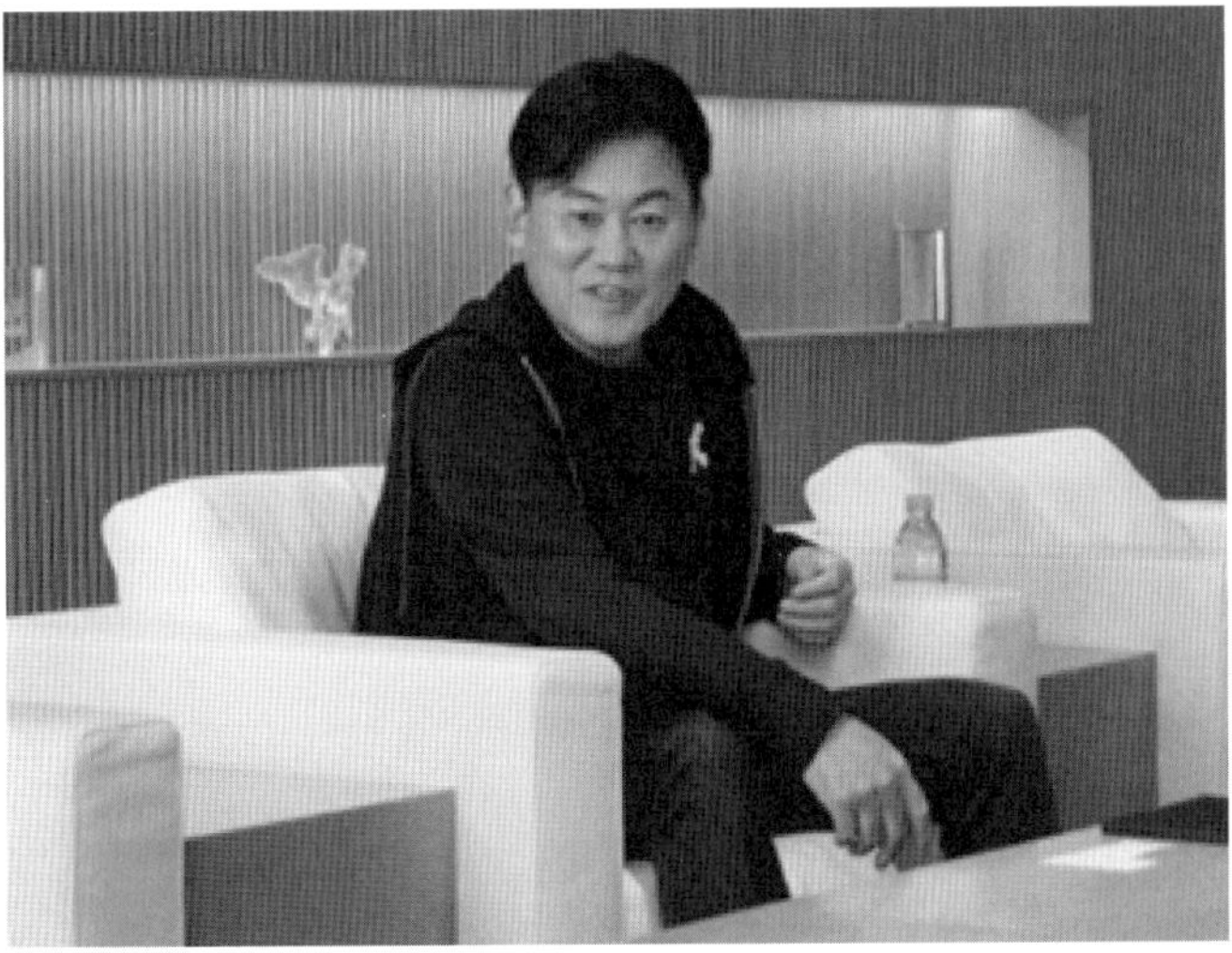
三木谷浩史　2023年6月9日、楽天本社でのインタビュー。

これは自分のお金で投資しよう。

そう思って三木谷は、東武ホテルまでクリムゾングループの毛利と一緒に来たのだった。

小林は、こんなに早く投資が決まるとは思っていなかったのであわてて、

「アスピリアン・セラピューティクスが権利をもっているので、そことやりとりをしてくれませんか」そう言って、その場からサンディエゴのグズマンのところに電話をした。

「いまここにエンジェル投資家がいて、フェーズ1のお金をだしてくれるって」

それを聞くとグズマンは「リアリー？」といったまま絶句した。

強いスポンサー

三木谷は最終的に個人的な資金を400億円近くこの会社につぎこみ、株の過半数

を持つ筆頭株主にもなる。

後に楽天本体も投資をして社名も楽天メディカルとなって、当初のCEOだったスコット・サルカは社を離れ、三木谷自身がCEOとなる。ミゲル・ガルシア・グズマンも役員から外れることになって経営の中心は日本人になっていくが、ともあれ、この2013年4月の電撃的な三回の面会で、光免疫療法は三木谷浩史という強い後ろだてをえることになるのである。

三木谷は、資金の面でも、政治力の面でも、BNCTの日本での治験を行う大阪の化学メーカーの子会社ステラファーマとは比べ物にならない力を持っていた。

2015年6月から、アスピリアン・セラピューティクス社は、米国において局所進行の再発頭頸部がんの治験のフェーズ1と2aを同時に始めることになる。

この局所進行の再発頭頸部がんというのは、BNCTも2012年11月から始まった膠芽腫のフェーズ1についで、2014年1月から治験を始めていた。

なぜ、ふたつの療法がこの再発頭頸部がんをターゲットにしたかと言えば、すでに抗がん剤や放射線治療をしたのにもかかわらず再発をしているので、標準治療ではむずかしいがんだからである。

承認をえるためには、他の療法が治療しえないがんを狙うしかない。

そしてもうひとつ、この局所進行再発頭頸部がんというのは、少なくとも日本の承認においては、生存率や生存期間を伸ばすことを証明する必要はなかった。

顔のちかくにできるがんだから、がんが縮小するだけで、患者にとっては呼吸や飲食そして容姿についても恩恵がある。

だから、がんが縮小するか否かを見る奏効率で成果をあげられれば承認を得られる可能性があった。

日本の場合は、ＰＭＤＡが治験については製薬会社の相談をうけてその設計について助言をし、承認申請されたデータについて判断をするわけだが、規制当局がどう考えているかを知るということも、製薬会社にとっての大きなポイントになる。

規制当局も、国家においては、さまざまな力関係の中にある。

その力学をわかるということも承認をえるについては、大事な要素になることを読者は後の章で知ることになるだろう。

ところで、ウイルス療法の藤堂具紀はどうしただろうか？

彼のウイルスを治験でとりあげてくれる製薬会社をみつけることができただろうか？

証言者・取材協力者

三木谷浩史、小林久隆、野中孝浩

第10章　死の谷

藤堂具紀のG47Δを製薬会社は見向きもしなかった。そうした中「第一三共」の開発本部にいた社員が藤堂の研究に注目する。が、社内の大勢は反対、社としては見送ることになる。

ここで大きな謎かけをしよう。

この本が出た2024年6月現在、膠芽腫で承認をえている治療法はG47Δだけである。BNCTも光免疫療法も膠芽腫については承認をえられていない。

藤堂具紀が開発にかかわったG47Δは「デリタクト注」の商品名で第一三共が承認申請をし、2021年6月に厚生労働省によって「条件及び期限付き承認」をえている。

だが、このG47Δは治験のフェーズ1（臨床試験のデータを代用）で13名、フェーズ2でもわずか19名の被験者による治験で、しかも規制当局のPMDA（医薬品医療機器総合機構）の判断によれば、治験の主要評価項目も副次的評価項目のどちらも達成していない。

たとえば腫瘍の縮小の度合いをみる奏効率でみると、フェーズ1もフェーズ2もゼロという判定をPMDAはしている。つまり、デリタクトを注射しても腫瘍が縮小した人はいなかったという結果だ。

藤堂は自著ではたとえば、フェーズ1の奏効について〈長期的な腫瘍縮小としては、「完全奏効」が1人（Eさん。その後、再増大）、「部分奏効」が1人（Fさん）〉と書いている。しかし、これではどの時点で腫瘍が縮小したのか、誰が判定したのかがまったくわからない。藤堂がそう主張しているだけということだ。

治験における奏効率は第三者機関が腫瘍の縮小についてある時間の範囲の中で測り、その判定はＰＭＤＡが客観的に見る。

それによれば、〈本品の２回目の投与から90日後までの期間におけるＷＨＯの効果判定基準に基づく腫瘍縮小効果は、ＳＤ（Stable Disease 大きさは変わらず）が２例、ＰＤ（Progressive Disease 腫瘍進行・増大）が11例であった〉（審査報告書より）。

腫瘍がなくなる完全奏効（ＣＲ＝Complete Response）も、腫瘍が縮小する部分奏効（ＰＲ＝Partial Response）も治験に入った13人の中には一人もいなかった。

こうした治験結果にもかかわらず、承認後全例の報告を義務づけ7年後に再審査するという条件付とはいえ、Ｇ47Δはなぜ承認をされるにいたったのか？

秘密のベール

藤堂には、２０２１年10月末から、手紙やメールで再三にわたって取材を申し込んだが、「多忙のため」と毎回秘書が断ってきた。それどころか、デリタクトを販売している第一三共も「デリタクトについては藤堂先生との契約の関係でお話できない」と広報が回答し、２０１１年４月から２０１８年３月まで東京大学の医科学研究所で准教授として藤堂の下にいて共同研究をしていた稲生靖（現帝京大学ちば総合医療センター教授）は秘書を通じてこのような伝言を伝えてくれた。

「私自身の経歴はほぼすべてが、ウイルス療法に関することであるが、事情でこれについては私は取材対応等を行ってはいけないことになっている」

藤堂はＮＨＫのサイエンスＺＥＲＯや、テレビ朝日の羽鳥慎一モーニングショーに出演し、Ｇ47Δは「画期的ながん治療」とテレビでたびたび紹介されている。月刊文藝春秋２０２２年12月号では、「世界最高のがん治療」という大特集の目玉の論文を「世界がうらやむ日本のウイルス製剤」のタイトルで藤堂は寄稿している。第一三共の中にいて藤堂と仕事をした佐藤督《おさむ》に言わせると藤堂は「自分が書いたり話たりするのはいいが、他人がＧ47Δについて言うことは極端に嫌がる」のだそうだ。

藤堂の周りにはぶ厚い鉄のカーテンがひかれているように、私は感じた。

製薬会社がそっぽ

藤堂は、２０１２年８月に文藝春秋から出版した新書『最新型ウイルスでがんを滅ぼす』のあとがきでこんなことを書いている。

〈医薬品開発の世界では、基礎研究で医薬品候補がみつかってから、製薬企業が製品開発を引き受けるまでの間を「死の谷」と呼びます。これは、規制当局との折衝や膨大な資料作り、莫大な資金獲得など、数々の障壁と難関を、製品開発の価値があると判る臨床データが得られるまで、製薬企業の手助けなしに越えて行かなければならないからです。実は大学や研究所から発したほとんどの医薬品の卵は、この「死の谷」が越えられずに消えていきます。Ｇ47Δは、まさに今その「死の谷」の真ん中にいるのです。日本は欧米に比べ、規制の壁も多く、バイオベンチャーが育ちにくい環境であるため、「死の谷」を越えるのが特に困難です。これまでも多くの優秀な研究者が、日本での新薬開発を諦め、米国などに拠点を移して行きました。今後、G47Δが「死の谷」で消滅しないためには、さらなる国による資金・制度面の支援に加え、事業化のための開発投資、製薬企業の一刻も早い参入、そして国民の積極的な「参画」が必要なのです。〉

このあとがきを書いた2012年7月の時点では、藤堂のG47Δに見向きする製薬企業はなく、まさに「死の谷」を歩いていた。

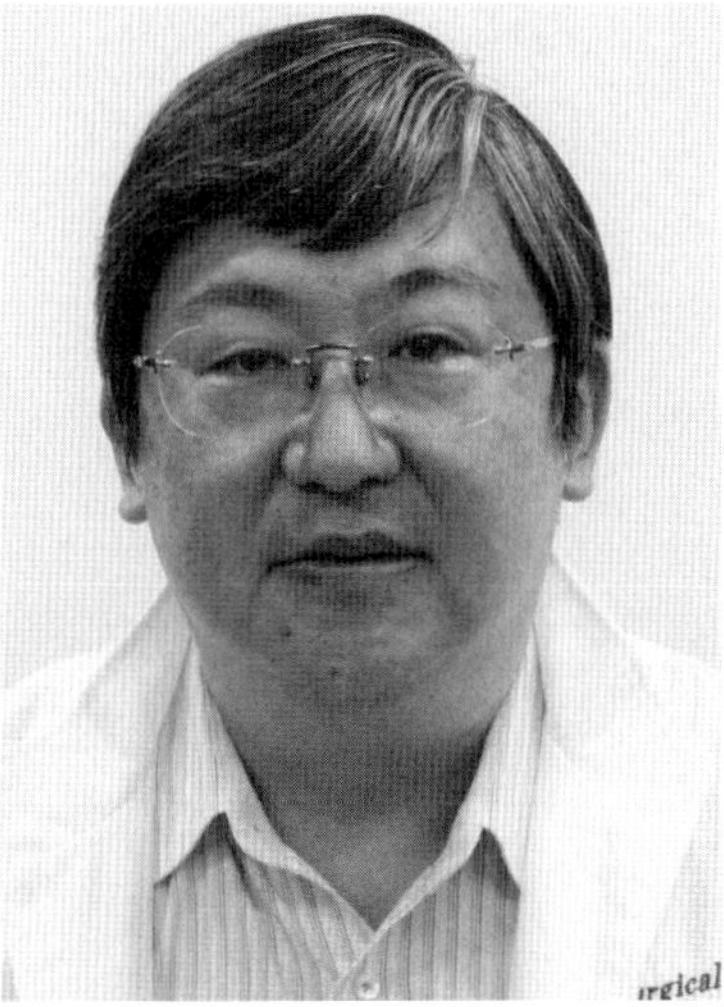
藤堂具紀　ⓒ共同通信

そのなかでも唯一の例外といっていいのが、第一三共だった。

とはいっても会社が藤堂のことを評価していたわけではない。

研究開発の部門にいた佐藤督《おさむ》だけが、藤堂の研究を評価していた。佐藤は苦労人で、慶應大学の医学部に入るが、家が火事になり、学費が払えず一年とたたず退学、京大の農学部畜産学科に入り直した。日本育英会の奨学金をつかって大学を卒業、アカデミアの世界にいったん入るが、第一三共に入社したのは30代の半ばのことだ。

薬学の博士号も持っていたが、佐藤の上司だった古賀淳一によれば、「クリエイティビティのある男で、どうやったらば商品化できるかという戦略もあった。しかし第一三共のようなヒエラルキーの会社では評価されなかった」。

そんな佐藤だが、古賀によれば、「難しい藤堂先生とも、佐藤だけは話ができた。藤堂先生も『佐藤君が言うならばしかたないか』と一目おいていた」。

佐藤は、１９９６年から97年にかけて腫瘍溶解性ウイルスに関して調べたことがあってマルトゥーザの研究については知っていた。そのマルトゥーザの研究室にいた藤堂具紀が日本に帰ってきたという話を当時東大の医科学研究所にいた中村祐輔から聞きこむ。

藤堂は２００３年に東大の脳神経外科の講師になってマルトゥーザの元から日本へ戻ってきている。

２０１０年に産業革新機構から第一三共のビジネス開発の部署に、G47Δについての話が持ち込まれる。ようは、第一三共がこの腫瘍溶解性ウイルスの開発つまり治験をやらないか、という話である。

ビジネス開発の部署は、佐藤が詳しいのではないかと問い合わせた。

佐藤は、２０１１年2月に藤堂に初めて会って話を聞いている。

製薬会社はこうした外部からもちこまれる話について評価のチームがあり、この評価のチームの人間と佐藤は藤堂のところに何度か話を聞きにいった。

そして藤堂自身が第一三共に来て、講演をした。

２０１１年10月5日のことである。

かなり詳しい説明だったが、紙の資料の配布はせず、情報管理に慎重なのだなという印象を佐藤は持った。

ただ、佐藤はこのときみせてもらったスライドで、「想像以上のもので有用性は高いと思った」という。

しかし、社内の評価は散々だった。

もっとも言われたのが、安全性の問題だった。この遺伝子改変ウイルスに突然変異がおこり、それによって患者の容体が急に悪くなることがありうる、あるいは野生化してそれが外に出たらばどうするんだ、とも言われた。

佐藤自身は、ヘルペスウイルス自体は常在するウイルスで怖くないとは思っていたが、当時は、腫瘍溶解性ウイルスで承認されているものはなかった。

また、人に投与する前の動物のデータが見せられたが、このデータからなぜこれが効くのかうまく説明できていない、とも佐藤は指摘された。

佐藤は、必死で第一三共での事業化をかけあったが、うけいれられなかった。

佐藤は言う。

「フェーズ1は藤堂先生が科研費でやりました。それでフェーズ2は第一三共のお金もしくは、第一三共がやってくれないかというのが藤堂先生の希望でした。それで上に働きかけたんですが、のってきませんでした」

藤堂は新書のあとがきで〈事業化のための開発投資、製薬企業の一刻も早い参入、そして国民の積極的な「参画」が必要なのです〉と呼びかけたが受け入れられなかったのである。

藤堂は、製薬会社の開発投資を呼びかける一方で、〈国による資金・制度面の支援〉も必要と強調していた。

この国による制度変更が、藤堂に好機をもたらしていくことになる。

それは、失われた30年とも言える日本の停滞の中で、「再生医療」を日本の基幹産業にしていこうという経済産業省の働きかけによって始まる。

Ｇ47Δも「再生医療」に入るのか、と読者は疑問に思うかもしれない。

再生医療は２０１２年10月に山中伸弥がｉＰＳ細胞でノーベル賞を受賞することで一気にもりあがるが、腫瘍溶解性ウイルスは再生医療ではない。

日本の薬事法は２０１４年に改正され薬機法になり、この新しい法律の目玉は、「再生医療等製品」（傍点下山）の承認のための新しい制度をつくったことにあった。

このトラックにのれば、それまで有効性を「確認」する必要のあった新しい治療法は、有効性の「証明」や「確認」ではなく、「推定」でよいということになったのだ。

これは世界に例をみない制度だった。

再生医療を産業として日本で勃興させるためにつくられたこの制度に再生医療「等」製品と「等」の一字が法律に加わり、ここに、他の医薬品とかぎりなく近いＧ47Δをすべりこませることに藤堂は成功したのである。

その過程については次章以降で紹介しよう。

冒頭の謎かけの答えもおのずからえられるだろう。

証言者・主要参考文献

佐藤督、古賀淳一

デリタクト注　審査報告⑴⑵独立行政法人医薬品医療機器総合機構（ＰＭＤＡ）　２０２１年３月16日、５月13日
『最新型ウイルスでがんを滅ぼす』藤堂具紀　文春新書　２０１２年８月
『がん治療革命　ウイルスでがんを治す』藤堂具紀　文春新書　２０２１年12月

第11章　有効性を確認する必要はない

２０１４年、「再生医療等製品」については有効性の「推定」で「条件及び期限付き」承認を与えるという制度が始まる。藤堂のＧ47Δがこの新制度を使えるようになった一部始終。

経産省はかつて通産省とよばれていた時代、「産業政策」という特定の産業をあとおしして浮揚させる政策で、日本の高度成長期をつくったという自負があった。

経産省とかわってからも、かつての「繊維」や「鉄」、そして「製造業」に変わる強い産業の種がないかと追い求めていた。

「再生医療」がそのひとつになるのではないかという考えは、２０１０年代に大きくなる。民主党政権の時代にあって、「再生医療」を日本の基幹産業にできないかという政策は、野党だった自民党や公明党も賛成できる政策だった。

医療は本来厚生労働省のなわばりである。そのなわばりにふみこむ形で、２０１２年４月からの内閣官房の医療イノベーション会議で、「再生医療」を日本の基幹産業にするための政策の振り付けをしたのは、当時経済産業省の製造産業局生物化学産業課長だった江崎《えさき》禎英《よしひで》だ。

といっても、江崎は、医療が専門だったわけではない。１９８９年に通産省に入省してから通商問題、金融制度改革、ＩＴ政策、個人情報保護法、エネルギー政策などにかかわり、岐阜県の商工労働部長をやったあと、戻ってきて与えられたポジションが生物化学産業課長だった。

着任早々、局長から言われたのが「再生医療をなんとかしてくれ」というミッションだった。

最初にやったのは、京都大学の山中伸弥、大阪大学医学系研究科の澤芳樹、理化学研究所の高橋政代といった再生医療にかかわる研究者に話を聞くことだった。

澤芳樹は、患者の大腿部から採取した筋肉組織に含まれる骨格筋芽細胞を培養してシート状に調製し、心臓表面に移植するという「心筋シート」をテルモと一緒に開発していた。澤は、PMDAが治験の設計の条件として、ランダム化比較試験をもとめてくるのは不道徳だと訴えたという。

比較対照群をもうけるということは、もう一方は放置するということだから不道徳だ、という論理だ。

また錠剤のように、均質な製品をもとめること自体過剰な要求で、日本の制度のもとでは実用化できないと訴えた。

たしかに「再生医療製品」は、自分の細胞を培養してつくるわけなので時間もかかるし、症例数を集めることが難しい。だから、通常要求されるフェーズ3のように、統計的有意性をえるだけの症例数を治験の段階でかせぐのはお金もかかるし、時間もかかるということだった。

日本の薬事法は低分子薬の開発を想定しており、生きた細胞を治療に使うことに対応していない、と江崎は感じるようになる。

ランダム化比較試験

しかしこれらの訴えのうちたとえば、治験においてランダム化比較試験をもとめないというのは、危険な発想だ。

ランダム化比較試験というのは、被験者をくじ引きなりで二群にランダムにわけ一方に新しい治療を、他方にすでに承認されている標準治療の群をもうけるという考えである。

これに、患者の側も医者・製薬会社の側もどちらが新しい治療なのかがわからないようにすると盲検試験ということになる。

二重盲検ランダム化比較試験が治験のゴールドスタンダードと呼ばれてきたのは、これが盲検でなかったり、あるいは比較試験でなかったりすると、新しい治療法を通したいという製薬会社なり、医者なりのバイアスが働いて結果が信用のおけないものになるという理由からだ。

藤堂も自著で澤のように、このランダム化比較試験を、悪性脳腫瘍の治験に設けることを「非人道的」と批判している。

が、それに対する反論は、新しい治療が効くかどうかわからない段階が治験なのだから、対照群に標準治療をうけるという群をもうけるのは非人道でもなんでもない、というものだ。参加する側がそれをわかったうえで参加するのであれば、盲検は無理でも、少なくとも比較試験は必須というのが、世界の大勢だった。

薬害の歴史

ともあれ、江崎は経産省の人間だ。ではどうすれば、そうした「再生医療」が日本でも承認されやすくなるのか、そうした思考方法をとる。

天王山は、内閣官房に組織された医療イノベーション会議だった。

文部科学省、厚生労働省そして経済産業省から官僚が参加し、政治家と「再生医療を実用化」するにはどうすればよいかを話し合った。

第一回の会議から、厚生労働省は、江崎のことを警戒した。江崎は名刺もうけとってもらえなかった。第二回目の会議にいくと、自分の席がなくなっていた。

しかたなく後ろの席に座って、手をあげて発言をした。

すると厚生労働省の人間がこうかみついてきた。

「薬害を知らないやつは黙っていろ」

「規制緩和なんてできないよ」

江崎もまけずに反論する。

「規制緩和しろといっているわけではない。制度があっていないと言っているんだ。制度は生きた細胞を前提にできていない」

江崎によれば、厚生労働省の中にも温度差があり、法律関係をつかさどる医政局がまず理解を示してきたという。しかし、医薬食品局は固かった。

医薬食品局が固いというのは当然といえば当然だった。

厚生労働省の歴史は薬害の歴史とも言えるからだ。

厚労省正面玄関前にはこんな碑があって人々の目をひく。

〈誓いの碑
命の尊さを心に刻みサリドマイド、スモン、ＨＩＶ感染のような医薬品による悲惨な被害を再び発生させることのないよう医薬品の安全性・有効性の確保に最善の努力を重ねていくこと

をここに銘記する
千数百名もの感染者を出した「薬害エイズ」事件
このような事件の発生を反省しこの碑を建立した
平成11年8月　厚生省〉

医薬食品局は、薬害とともに歩いていた部局だった。

森和彦は、今は退官しているが、厚生労働省時代は、新薬の審査の部門をずっと歩き、〝ミスター新薬審査〟ともいえる官僚だった。

その森の1983年入省の際の最初の仕事は、治験の臨床データに捏造がないかどうかを探す仕事だったのである。

その前年に日本ケミファという会社が臨床データをまるまる捏造してそれで承認申請をしたという事件があった。その事件がきっかけとなって、承認申請の際にだされた治験データとカルテなどの生データとのつきあわせをするようになったのだった。

しかし、病院にいって生データみせてもらってこい、といわれても、簡単ではない。「公務員の守秘義務があるから外にでることはないから協力してくれ」とこんこんと説いて見せてもらう。特に副作用のデータをよく確認した。「法的根拠はどこにあるんですか」そう聞かれると困ってしまった。それで1996年の薬事法の改正の際に、実地の調査ができるということを文部省と大学の抵抗にあいながら法律に書いた。

グッドクリニカル・プラクティス＝GCPという臨床試験の基準をきちんときめて国際標準にあわせようという厚労省令ができたのが1997年のことだ。

こうした歴史があるために、新薬承認の規制を緩和しようという動きに対して医薬食品局は警戒し、慎重になった。

しかし、薬害エイズ事件が提訴になったのが１９８９年、国と製薬会社５社が全面的に責任を認めた和解が成立したのが、１９９６年３月。

２０１２年のそのときは、薬害の記憶は、厚生労働省の医薬食品局以外では、遠い記憶になりつつあった。

ましてや、すでに支持率で追い詰められていた民主党や、政権を奪取しようとしている自民党にとって「再生医療による日本再生」はこのうえなく魅力的なキャッチフレーズだったのである。

大勢の流れはすでに決まっており、２０１２年６月の医療イノベーション会議の第三回会合で、〈医薬品とは異なる再生医療の特性を踏まえた再生医療推進に係る課題や仕組みについて検討する（平成24年度から検討を開始する。：内閣官房、文部科学省、厚生労働省、経済産業省）〉（傍点下山）という文言が採択される。

江崎は、厚労省や他との折衝で、この「仕組み」という言葉をいれることに奔走した。この「仕組み」とは具体的な法律のことであり、これによって厚労省側は法律の具体的な立案作業をしなくてはならなくなる。

その役目を厚労省側で担ったのが、１９９２年に厚労省に入省し、森の下で審査畑を歩いてきた佐藤大作だった。

有効性の「推定」

佐藤大作は経産省にまんまとやられたと苦々しい思いをもちながらも、自分は医療イノベーション会議で決まった方向性を法律にしていく仕事は手を抜かずやろうと思った。

佐藤大作は実直で優秀な官僚だ。東大で薬学の修士を取得している。

内閣官房の医療イノベーション会議と呼応する形で、「心筋シート」を開発する澤芳樹が参加する日本再生医療学会はＹＯＫＯＨＡＭＡ宣言を医療イノベーション会議の結論が出た2012年6月に出している。当時、澤は医薬品等制度改正検討部会の委員でもあった。

その宣言には、冒頭で「再生医療研究者・開発者から規制当局への要望」として三つの要望がだされていた。

ひとつめは、ランダム化比較試験にとらわれないデザイン設定の許容。

ふたつめは、承認審査段階で安全性が担保されれば「条件付き承認」をあたえる新しい制度を「再生医療製品」につくること。

みっつめは再生医療の特性にかんがみて、出荷規格の設定で低分子薬のような画一的に厳しく網羅的なものはやめるということだった。

このＹＯＫＯＨＡＭＡ宣言をもとにして、佐藤は法律の草案を書くことになる。

それまでの薬事法では、安全性とともにその効果が「確認」できなければ承認とはならなかった。しかし、ランダム化比較試験にとらわれない治験のデザインでは、どうやっても効果は

「確認」できない。

ランダム化比較試験ではない、比較対照群をもうけない治験のデザイン（これをシングルアームという）では、参加する患者を予後のいい患者のみを集めたりすることができるからだ。

佐藤は知恵をしぼった。

「再生医療製品」だけ他の薬や医療機器と違う別のトラックをもうけるという要望を再生医療学会はしてきている。これと「条件付き承認」という再生医療学会のもうひとつの要望とをかけあわせて「確認」以外の方法をとれないだろうか？

佐藤がそこで、１９９２年12月にアメリカのＦＤＡ（食品医薬品局）で採用された「迅速承認」という制度を参考にした。この「迅速承認」は通常の承認とは別トラックで、治療法がまだみつかっていない病気などに適用されている。

そしてその「迅速承認」をうける条件としてＦＤＡは「The product has an effect on a surrogate endpoint that is reasonably likely to predict clinical benefit」という文言を使っていた。

〈製品が臨床的な効果を予測するのに合理的な副次的評価項目の達成がなされていること〉と訳せる。

これを「推定」という言葉をつかって法律に書いたのである。

すなわち「再生医療製品」には、「条件及び期限付き承認」の項を別にもうけて、「効果又は性能を有すると推定されるものであること」（傍点下山）としたのである。

しかし、これはＦＤＡの迅速承認の条件と比べれば、あいまいにどうとでも解釈できるものであった。

ＦＤＡの場合、迅速承認のトラックを使って「条件付き承認」にする場合でも、副次的評価項目の達成をもとめている。

たとえばアルツハイマー病では、２０２１年6月にバイオジェンが開発した「アデュカヌマブ」という薬が迅速承認のトラックで「条件付き承認」をうけた。

主要評価項目は認知機能の悪化の抑制、副次的評価項目は認知機能を衰退させる原因と推測されるアミロイドβが減っていること。これが治験を始める前に決められていた。アデュカヌマブは１５００人の治験ふたつをフェーズ3で行った。その結果、ひとつの治験は主要評価項目である認知機能の悪化の抑制を達成していたが、もうひとつの治験では達成していなかった。

そこで、ＦＤＡは、アミロイドβの減り方という副次的評価項目で「条件付き承認」を出したのであった。

しかし、それでも世間の批判が集中し、結局アデュカヌマブは保険収載されず、商品としての寿命は終わってしまった。

ところが、日本の場合は、「推定」という二文字だけを法律に書いた。何をもって「推定」とするのかは、はっきり決められなかった。

このことは、後にＰＭＤＡ内でも大きな混乱と議論をよぶことになる。

G47Δを「再生医療等製品」のトラックにおしこむ

佐藤大作がついで行ったのは、この再生医療製品の範囲をどうするかということだった。

人の細胞を加工して戻すのが再生医療だ。ところが、加工には遺伝子治療も入るのではないかという意見が省内で出て、日本遺伝子細胞治療学会に、この範囲についての考えを聞くことになった。

佐藤ら厚労省側は、CAR－T細胞療法のようなエックスビボの遺伝子治療を想定していた。エックスビボとは生体（ビボ）の外（エックス）という意味で、CAR－T細胞療法は、患者のT細胞を取り出し、遺伝子改変技術を用いてCAR（キメラ抗原受容体）と呼ばれる特殊なたんぱく質を作り出すことができるよう、T細胞を改変する。通常の免疫機能だけでは完全に死滅させることが難しい難治性のがんに対する治療法として開発されているものだった。

これは確かに再生医療によく似ている。自分の細胞をとりだして改変して戻しているからだ。ところが日本遺伝子細胞治療学会の理事には藤堂具紀がいたことからこの範囲が広がるのだ。佐藤大作によれば、藤堂は「インビボの遺伝子治療も同じではないか。それをなぜいれないのか？」と強く主張してきたのだという。インビボは、生体の中でという意味だ。

佐藤の証言。

「G47Δのことを想定しておっしゃったんだと思います。直接体の中に遺伝子をうちこむのとどう違うんだということでした」

その結果、新しい法律には「再生医療等製品の範囲」として②が付け加わることになる。

〈人または動物の疾病の治療を目的として、人または動物の細胞に導入されて、体内で遺伝子を発現するもの〉

G47Δは、ウイルスの三カ所を改変して感染させる、で、そのウイルスが増殖するということは遺伝子を発現するものの定義の中に入るという理屈だ。

「エックスビボとインビボが違うのはおかしいじゃないかという藤堂先生の意見だったわけで

すが、むりやりこじつけてひとつの仕組みにいれたわけです」（佐藤）

だから新しい法律には「再生医療製品」ではなく「再生医療等製品」と「等」の言葉を入れることにした。

経産省の江崎禎英は「等」と入ることを訝《いぶか》しみ、佐藤大作に聞くとこんな答えがかえってきたという。

「江崎さん、きれいに整理できない奴があるんですよ」

この新しい法案は、２０１２年10月山中伸弥がノーベル賞を受賞し、民主党が選挙で大敗下野して２０１２年12月に第二次安倍政権が成立すると、一気に追い風をうける。当初は、２０１３年６月の通常国会には提出はしない予定だったが、ゴールデンウィーク明けに総理の安倍から「大事だから今国会でだせ」という指示が官邸を通じて佐藤に伝えられ、超特急で作業をした。

こうして、従来の薬事法を改正し、再生医療等製品の承認について別トラックをもうける「医薬品、医療機器等の品質、有効性及び安全性の確保等に関する法律」、通称「薬機法」が６月の国会に上程され可決されることになる。

佐藤は法案の国会の提出を見届けると7月からＰＭＤＡに異動となった。

このＰＭＤＡで再生医療製品等審査部の部長として、藤堂具紀と再び対峙することになるのである。

Ｇ47Δは、再生医療等製品であるから、有効性を「確認」する必要はない。「推定」できればいいのだ。

証言者・主要参考文献

江崎禎英、森和彦、佐藤大作、磯部総一郎

『社会は変えられる　世界が憧れる日本へ』江崎禎英　国書刊行会　２０１８年6月
『がん治療革命　ウイルスでがんを治す』藤堂具紀　文春新書　２０２１年12月

第12章　投資家か事業家か

三木谷は、楽天市場を1997年にたった6人の社員と始めた時と変わっていない。技術革新でできた新しい市場には、大手と組むのでなく、ベンチャーとして独自にでていく。

楽天の三木谷浩史を孫正義のような「投資家」だと考えると間違える。

楽天グループの売り上げが2兆713億円という一大帝国になった現在も、三木谷の心根は、楽天市場を始めた時、ネット上に出店してもらう店を口説くために、路面店に一軒、一軒みずからセールスをかけた時と同じ「事業家」だ。

そう、後に楽天メディカルとなる会社の第一号社員になった虎石貴《たかし》は考える。

虎石は、もともと原子力工学を研究していた研究者だった。それが、2007年9月にマッキンゼーに転じて自動車や産業機械のコンサルをやるようになり、そこから楽天に入社したのは、2016年4月のことである。

入社前三木谷に最初に会った時、三木谷はこんなことを虎石に言う。

「自動車は、ハードをつくっているほうの先は見えている。これからはハードと、車を運転する人、移動する人が分離していく。そうしたときに、発展するのは、そのシステムをつくるほうだ。そこにいかに付加価値をつけられるかの勝負。そのソフトウェア、アプリをとったものが勝つ」

虎石のマッキンゼーでの仕事は、自動車と他の最先端の技術をいかにくみあわせるか、ということをやっていたので、三木谷の言うことはびんびん響いてきた。

最初人を介して会ってみないかと言われたとき、三木谷のことを投資家だと考えていた虎石は考えをあらためる。この人はあくまで事業家なのだ。

業界全体がこう動いていくから、ここにビジネスがたつ、そういう考え方をするのはまさに事業家だ。

虎石は転職を決意するが、三木谷は虎石に何をやってほしいということを言ったわけではなかった。役員待遇ということだったが、最初の配属先は社長室だった。

その社長室に配属されて間もないころの話である。

「虎石君、これちょっと見てくれない？」

そう言って、三木谷の持つパソコンのところまで呼ばれた。

画面にあったのが、アスピリアン・セラピューティクスが始めた光免疫療法のフェーズ１の症例のレポートだった。頭頸部がんの患者の患部に、赤い光を放つ棒が刺さっている写真があった。

その症例報告をプリントアウトして虎石にわたしながら、三木谷はこう言ったのだった。

「こういう会社があるんだけど、ちょっとみてくれない」

三木谷は、この治療法が、生物学と物理学とナノテクノロジーの三つの交差点に位置する技術をもちいていると思っていた。普通の医者には、後者ふたつはわからない。三木谷自身も、光に反応する物質ということぐらいはわかったが、その先のことはわからない。原子力工学の研究者だった虎石だったら、もしかしたらわかるかもと思って、たまたまそこにいた虎石にぺーパーを渡したのだった。

虎石さん、おまえわかるのか！

渡された二枚のペーパーの中に、２０１１年11月のネイチャー・メディスンに小林久隆が発表した「光免疫療法」についての最初の論文へのリンクがあった。

虎石はその夜、小林の論文を読む。

もともと虎石は原子力工学の研究者時代に、放射線障害も勉強していたので、この療法の革新性をたちどころに理解した。

がんの治療は、手術以外は、抗がん剤にしても、放射線治療にしても、細胞のＤＮＡの転写をブロックするというところからきている。それを断続的におこなっていくことで、総量としてのがん細胞を減らすというロジックだ。しかし、問題は、健康な細胞のＤＮＡの転写も阻害することだった。それが副作用になる。

ところが、この論文で展開されている治療法は、物理的に細胞一個一個を壊している。細胞ひとつひとつを手術によってとりのぞいていると同じだ。

翌日、三木谷に、「あれどうだった?」と聞かれたときに虎石は図を描きながら、こういう話です、と自分の理解を三木谷に説明した。

「がん細胞のひとつひとつを手術しているのと同じです」

「虎石さん、おまえわかるのか⁈」

新刊案内

2024

6月に出る本

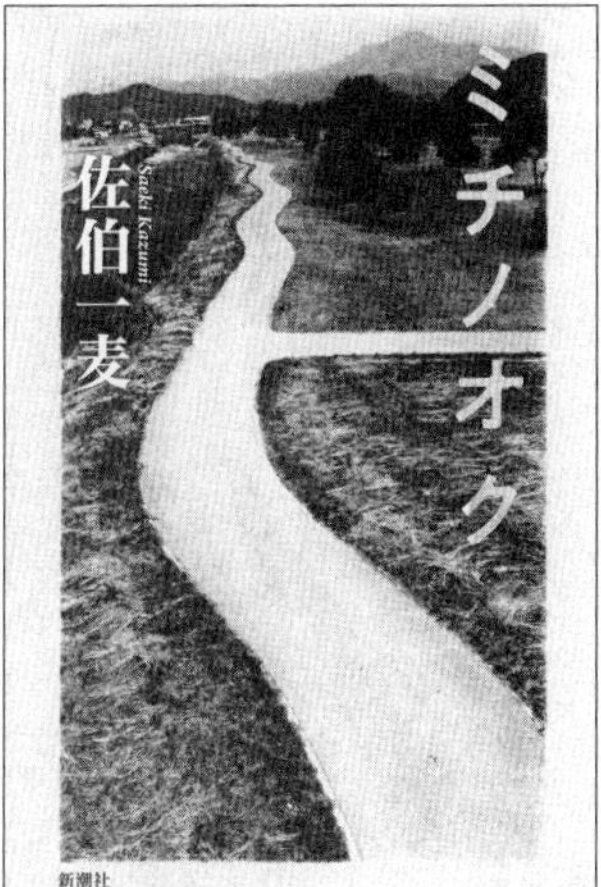

新潮社
https://www.shinchosha.co.jp

●2310円

文藝年鑑 2024

2023年度の文芸の動きを回顧。雑誌掲載作品目録、訃報、文学賞、文化各界人最新名簿、同人雑誌一覧等を付した関係者必携の年鑑。

日本文藝家協会[編]

750050-2
6月27日発売
●5170円

ご注文について

・表示価格は消費税(10%)を含む定価です。
・ご注文はなるべく、お近くの書店にお願いいたします。
・直接小社にご注文の場合は新潮社読者係へ
電話/**0120・468・465**
(フリーダイヤル・午前10時〜午後5時・平日のみ)
ファックス/**0120・493・746**
・本体価格の合計が1000円以上から承ります。
・発送費は、1回のご注文につき210円(税込)です。
・本体価格の合計が5000円以上の場合、発送費は無料です。

読書人の雑誌 波

月刊/A5判

・直接定期購読を承っています。
お申込みは、新潮社雑誌定期購読「波」係まで
電話/**0120・323・900**(フリーコール)
(午前9時半〜午後5時・平日のみ)
購読料金(税込・送料小社負担)
1年/1200円
3年/3000円
※お届け開始号は現在発売中の号の、次の号からになります。

●著者名左の数字は、書名コードとチェック・デジットです。ISBNの出版社コードは978-4-10です。
●記載の内容は変更になる可能性があります。

新潮社 住所/〒162-8711 東京都新宿区矢来町71 電話/03・3266・5111

新潮社ホームページ

全力で書き尽くした、5年ぶりの長編！

夜が明ける

西　加奈子

親友同士の俺とアキ。夢を持った俺たちは希望に満ち溢れていたはずだった。苛烈な今を生きる男二人の友情と再生を描く渾身の長編。

134958-9　●935円

累計50万部突破！　本屋大賞ノミネート！

#真相をお話しします

結城真一郎

【日本推理作家協会賞受賞】

でも、何かがおかしい。マッチングアプリ・ユーチューバー・リモート飲み会……。現代日本の裏に潜む「罠」を描くミステリ短編集。

103263-4　●649円

あしたのことば

森　絵都

小学校国語教科書に掲載された「帰り道」や、書き下ろし「%」など、言葉をテーマにした9編。やさしい涙があふれだす珠玉の短編集。

105381-3　●781円

大ベストセラー『もしドラ』第二弾、文庫化！

もし高校野球の女子マネージャーがドラッカーの『イノベーションと企業家精神』を読んだら

岩崎夏海

累計300万部の大ベストセラー『もしドラ』ふたたび。「競争しないイノベーション」の秘密は〝居場所〟――今すぐ役立つ青春物語。

120222-8　●825円

※表示価格は消費税(10%)を含む定価です。
ISBNの出版社コードは978-4-10です。

新潮文庫 6月

大晦日の夜に集った八十代三人。思い出話に耽り、それから、猟銃で命を絶った——。人生に訪れる喪失と、前進を描く胸に迫る物語。
●693円 133930-6

ぼくはイエローでホワイトで、ちょっとブルー 2
ブレイディみかこ

ぼくの日常は今日も世界の縮図のよう。変わり続ける現代を生きる少年は、大人の階段を昇っていく。親子の成長物語、ついに完結。
●649円 101753-2

シリーズ累計135万部の人気マンガ!
大家さんと僕
矢部太郎

【手塚治虫文化賞短編賞受賞】

1階に大家のおばあさん、2階には芸人の僕。ちょっと変わった〝二人暮らし〟を描く、ほっこり泣き笑いの大ヒット日常漫画。
●781円 105361-5

50年の時を経て文庫化
百年の孤独
G・ガルシア=マルケス 鼓直[訳]

蜃気楼の村マコンドを開墾して生きる孤独な一族、その百年の物語。46の言語に翻訳され、現代文学史を塗り替えた著者の最高傑作。
●1375円 205212-9

不滅のヒット商品、「一番搾り」を生んだ男、前田仁。彼の嗅覚、ビジネス哲学、栄光、挫折、復活を描く、本格企業ノンフィクション。
●825円

魂に秩序を
マット・ラフ 浜野アキオ[訳]

〝26歳で生まれたぼく〟は、はたして自分を虐待していた継父を殺したのだろうか? 多重人格障害を題材に描く、物語の万華鏡!
●1705円 240581-9

海外名作 発掘 HIDDEN MASTERPIECES

天才少女は重力場で踊る
緒乃ワサビ

未来からのメールのせいで、世界の存在が不安定に。解決する唯一の方法は不機嫌な少女と恋をすること?! 世界を揺るがす青春小説。
●781円 180288-6

新潮文庫 nex

幽霊を信じない理系大学生、霊媒師のバイトをする
柞刈湯葉

理系大学生・豊は謎の霊媒師と出会い、奇妙な〝慰霊〟のアルバイトの日々が始まった。気鋭のSF作家による少し不思議な物語。
●781円 180287-9

新潮文庫 nex

新書 6/17発売

国家の総力
兼原信克 高見澤將林 編

戦争したくなければ戦争について考え抜け! 霞が関の元最高幹部が考える有事の国家運営。
●1012円 611047-4

東京いい店はやる店
バブル前夜からコロナ後まで
柏原光太郎

美食生活40年の『東京いい店うまい店』元編集長が、外食グルメの現代史を総ざらい。
●858円 611045-0

新潮文庫

間違い学

「ゼロリスク」と「レジリエンス」

松尾太加志

611048-1

不倫の心理学

なぜする？ なぜされる？ 夫の不倫で離婚した女性心……実際のそのときだけは――。

安達七佳［訳］

611046-7

……人生のきらめきを捉えた米カーネギー賞受賞作。

590195-0　6月27日発売　●2035円

がん征服

平均余命15カ月。手術や抗がん剤、放射線では治せない「最凶のがん」に3つの最新治療法が挑む。迫真の医療ノンフィクション！

下山　進

355711-1　6月17日発売　●1980円

奪還　日本人難民6万人を救った男

太平洋戦争の敗戦で朝鮮半島北部の邦人は難民に。飢餓、伝染病、ソ連軍から守り、帰国させた〝引き揚げの神様〟驚愕の脱出工作実話。

城内康伸

313733-7　6月17日発売　●2090円

奥山清行　デザイン全史

フェラーリから豪華列車まで。工業デザインの第一線を走る奥山清行が人生をかけて磨き上げてきた「最高の意匠哲学」の全てを語り尽す。

田中誠司

355721-0　6月27日発売　●4510円

【新版】アイスランド　サガ

これぞ中世北欧文学の最高峰！　十三世紀のアイスランドで花開いた、王や美姫、戦士や農漁夫らが乱舞する雄渾華麗な物語。待望の復刊。

谷口幸男［訳］　松本　涼［監修］

313704-7　6月17日発売　●19800円

■新潮選書

冷戦後の日本外交

外交の失敗は一国を滅ぼす――。一線の研究者たちが、日本外交を牽引した希代の外政家から聞き出した「危機の30年」の重要証言。

高村正彦　兼原信克　川島　真　竹中治堅　細谷雄一

603912-6　6月27日発売　●1705円

導出か独自開発か？

虎石は、三木谷に、サンディエゴまで飛んで、アスピリアン・セラピューティクスを見てきてほしいと命ぜられる。

ゴールデンウィーク直前の4月の最終週に現地に行き、実験ノート等をみせてもらったうえで、グズマンらに話を聞いた。

そのころアスピリアン・セラピューティクスは、資金調達のシリーズBの段階にいた。シリーズAは、非臨床の段階で、数千万から数億の費用がかかる。この会社はここをクリアして、フェーズ1に入っている。これがBラウンド。

通常、アスピリアン・セラピューティクスのような医療ベンチャーはこのBラウンドが終わった段階で、大手に買収されて創業者は利益を確定させるか、フェーズ2にうつる段階でIPOつまり上場して、資金を調達する一方、創業者たちは利益をえるという道筋をたどる。

三木谷はゴールデンウィーク中はシリコンバレーにある自宅で過ごしていた。

同じアメリカの西海岸なので、虎石は、アスピリアン・セラピューティクス社の視察を終えると、三木谷を訪ねた。

三木谷は居間で仕事をしていた。

「どうだった」

「データはしっかりしていて優秀なチームですね。しかし、ここから先は相当な金がかかります。一例1000万円、1000例の治験をくむとして100億円。光免疫の場合、一例数千万円はかかるでしょう。そうなると400億円くらいは最低でもかかります。フェーズ3までいくとすればたいへんな勝負になりますよ」

　虎石がこう言うと三木谷はちょっと考えたうえでこう返したのだった。

「金は大丈夫だ。やろうという人がいなければ、これは存在しなかった技術だ。ものがほんもので、人の役にたつ。いい金の使いかただから大丈夫だ」

　しかし、アスピリアン・セラピューティクスは医療ベンチャーだから、製薬会社とは違う。身売りをしないにしても、そもそもどこまでやるのかという問題がある。

　通常で考えれば、方法はふたつだ。

　ひとつめは大規模な治験や承認後の販路をもっている大手の製薬会社に、フェーズ2や3以降を導出するという考えだ。

　この場合、売上は治験を実際に行う大手製薬会社のものになり、アスピリアン・セラピューティクスはパーセンテージでロイヤリティをもらうという形になる。

　ふたつめは大手と組んで治験をする共同開発だ。この方法は、たとえば治験の費用を折半するなりの取り決めを結び、売上はそれに比例する形で計上するという形になる。資金面の負担が減る一方で、治験のノウハウに詳しい大手が治験を主導することができる。

　実際、小林久隆を介して武田製薬などの大手が、フェーズ1以降、共同開発をもちかけてきた。

　しかし、三木谷はこう考えたのだった。

　楽天市場を始めたとき、なぜ、三越や高島屋などすでに小売りを掌握している百貨店と組まないのかとずいぶん言われた。しかし、百貨店はまずリアルの店舗を第一義として考え、そこにネットでの販売と利益相反が生じる。新しい市場に新しい技術で出て行くのは、ベンチャーでなくてはできないのだ。

この光免疫療法も、販路の展開にしても、医者や看護師のトレーニングにしても、大手の製薬会社のポートフォリオとはまったく別の一気通貫の独自のシステムが必要になってくる。

そうなると独自開発ではないのか？

その時点で、アスピリアン・セラピューティクスで、ＩＰＯなり身売りをするなりして利益を確定させようとしていた創業ＣＥＯのスコット・サルカはやめていた。残ったミゲル・ガルシア・グズマンらは、自分たちで臨床開発つまり治験もやりたいと考えていた。

２０１６年10月にシリコンバレーの楽天のオフィスで、三木谷、虎石、グズマンらがアスピリアン・セラピューティクスの取締役会を開いた。

三木谷はこう発言する。

「僕らで実用化しよう」

こうして、大手製薬会社の力をかりず、独自の製薬会社をつくる「七人の侍」ばりの人集めが始まったのである。

証言者・主要参考文献

三木谷浩史、虎石貴、小林久隆

Cancer Cell-Selective In Vivo Near Infrared Photoimmunotherapy Targeting Specific Membrane Molecules, Makoto Mitsunaga, Mikako Ogawa, Nobuyuki Kosaka, Lauren T. Rosenblum, Peter L Choyke, and Hisataka Kobayashi, Nature Medicine, November 6 2011

第13章 「条件付き早期承認」

有効性の「推定」で承認をする「再生医療等製品」にしかし目玉の治療法はなかなか生まれなかった。厚労省は、それ以外の治療法にも新しいトラックを用意しようとする。

再生医療等製品については、これまでの医薬品とは別の特別なトラックをつくって審査をする。しかも、その有効性は「確認」する必要はなく「推定」でよい。

これは、サリドマイド、スモン、HIV感染という薬害の反省にたって、国際基準の厳しい審査制度をとることになっていた日本の新薬承認の大きな政策転換だった。

本来だったらばもっと議論になってよかっただろう。しかし、山中伸弥のノーベル賞受賞と、第二次安倍内閣の怒濤の勢いのなか、問題にする患者団体も、マスコミもなかった。

唯一厳しい批判は海外から来た。

ネイチャーの2015年12月10日号の論説のページに、「日本は患者に治験の金を払わせる制度を導入した」と題した記事が掲載された。

これは澤とテルモが開発した心筋シート「ハートシート」がこのトラックにのって条件及び期限付き承認をされたのをうけて出された記事だった。

多くの薬がこれまで、フェーズ2までの少人数の症例で有効性を匂わせていたにもかかわらず、統計的有意性を証明しなければならないフェーズ3で消えていった。そう記事は書いたそうえで、日本の新制度は効くか効かないかわからない治療法を、保険収載のうえで使えるようにして、国と患者の金で、フェーズ3をやろうとしているのと同じだと批判していた。たとえ、全例報告で、5年後にその有効性を証明しなければならないと言っても、一度承認してしまい人々が使っている治療法を簡単に取り消すことができるのか。かりに、期限のきた再審査の際に、有効性が証明されなかったとしても、患者は支払った金を払い戻してもらうことはできない、としているのも問題だと痛烈に批判した。

ネイチャーはインパクトファクターとよばれる論文の引用数でトップクラスの科学ジャーナルである。

そのネイチャーが、この後も日本の「再生医療」の承認制度について批判の記事を載せ続けるが、しかしこのことは日本ではほとんど話題にならなかった。

それほどに山中のノーベル賞によって、日本はわきたっていたのである。

だから、この制度に実は、他の医薬品とほとんど変わらないG47Δのような製品が「等」の言葉によって入れられていることを知っている人は、皆無だった。

藤堂のG47Δについてはほとんどのメディアが絶賛ともいうべき報道をしてきたが、メディアの人間もこうした背景についてまったく無知だった。

しかし、制度発足から数年たって、厚労省のなかでは、新しい制度をつくったはいいが、そもそも耳目をひくような承認が「条件及び期限付き」承認でも出ていないではないかという声があった。

また、製薬業界の中には、緩い審査制度をつくったことによって、「再生医療」だけが、海外からのベンチャーなどの開発を呼び込めていることに対して、一般の医療品でもこうした別トラックの制度をつくってほしいという要望が出てきていた。

当時、佐藤大作は、上司にあたる森和彦が「おなじものをつくれないかな」と言って、製薬業界をまわっていたことを覚えている。

このようにして、今度は、

1、重篤で治療法が乏しい疾患であること

2、患者数が少ない等の理由で検証的臨床試験の実施が困難

3、一定程度の有効性、安全性を確認することができる

4、市販後に有効性、安全性の再確認のために必要な調査等の実施が可能

という四条件を満たせば、フェーズ3を免除される可能性のある「条件付き早期承認」という新しいトラックの新設を厚労省は計画するのである。

ただ、この「条件付き早期承認」の制度のほうは、薬害訴訟の支援団体などから、「早期承認で過ちをくりかえすのか」という批判がずいぶんあがった。

これはイレッサ事件を反映した批判だった。

イレッサ事件の教訓

イレッサは、ある種の肺がんが、EGFRという抗原を発することをヒントにして作られた薬だった。EGFRは、がん細胞の増殖のシグナルを発する機能をもっており、これを抗体によっておさえれば、がん細胞の増殖がおさえられる、とした。「夢の分子標的薬」として当時メディアで持ち上げられた薬でもあった。ところが、この薬には、間質性肺炎をおこすという

副作用があった。90年代日本は、欧米にくらべて薬の承認が遅れるというドラッグラグが問題にされていたころで、このイレッサは、フェーズ2の治験二本で2002年7月に承認を与えられていたものだった。

薬の添付文書には、この副作用について注意喚起されていたものの、2006年3月までの累計で643人がイレッサ服用後の急性肺障害・間質性肺炎等での死亡が報告されるにいたる。その過程で、2004年、患者遺族が国と製薬会社を相手どって提訴をした。

裁判そのものは、国と製薬会社の責任を否定することで結審しているが、この経験があるため、患者団体などが、フェーズ3を免除してまた同じことが起こったらば、どうするのかと反対をしたのである。

そうした背景もあって、2017年10月から運用の開始される「条件付き早期承認」という新しいトラックでは、有効性は「推定」ではなく「確認」されなければならないとされた。

しかし、光免疫療法という作用機序の上では副作用の少ない療法にとっては、このトラックが生まれたことは、少なくとも日本における承認では朗報であった。

このトラックによれば、日本ではフェーズ3をへずとも承認される可能性があるからだ。

日本だけでも先に届けたい

独自開発を決めた三木谷は、虎石を責任者にして製薬会社を一から創ることにした。

その虎石がスカウトしてきた三番目の社員が、この「条件付き早期承認」の情報をもってきたのである。

マッキンゼー時代に虎石の部下だった前田陽《みなみ》である。

前田は２０１６年９月にマッキンゼーを退社した後、政治任用で厚労大臣だった塩崎恭久の政策秘書をしていた。厚労省内で、再生医療等製品とは別の次のトラック、条件付き早期承認の制度設計がなされていた時期に、前田は厚労大臣の秘書をしていたのである。

別の用事で塩崎をたずねた虎石は、かつての部下だった前田が厚労省にいることに仰天する。

そのことがあって、２０１７年８月の内閣改造で塩崎が厚労大臣をおりるというニュースがあったその日に、楽天の本社から虎石はメッセンジャーを使って前田に電話をしている。

「このあとどうするの？」

前田は三カ月後にアスピリアン・ジャパンに入社をすることになった。

入社をすると、三木谷が「なんとか日本だけでもこの治療法を早く届けることができないかなあ」と言っているのを聞いて、「条件付き早期承認」のことを思い出したのだった。

すでにグローバルな承認のことを見越して米国ではフェーズ3を３００人弱の規模のランダム化比較試験ですることを計画していた。

ランダム化比較試験というのは、治験に入った患者を、くじ引きによって二群にわけ、ひとつの群には光免疫療法を施し、もうひとつの群には承認されている標準治療をほどこす。その差を統計的に見るということになる。

通常、薬の承認というのはフェーズ1からフェーズ2、フェーズ3ときて10年はかかる。

それをこの制度を使えば、日本だけでも先に実用化できるかもしれない。しかもフェーズ2は、比較対照群をもうけないいわゆるシングルアームでよい可能性が高い。

ＧＳＫからの男

後に楽天メディカルとなるアスピリアン・ジャパンの二番目の社員は、阿知波《あちわ》拓爾《たくじ》だった。阿知波は小林の論文を読んで面白いアイデアだとは思ったものの、うまくいくかどうかはわからないと思っていた。

阿知波は、英国のグローバル製薬企業、グラクソ・スミスクライン（ＧＳＫ）の出身である。製薬会社に長くつとめて、多くの新薬が、臨床開発つまり治験の段階でつぶれていくのを実際に見てきたからだ。小林の論文はマウスの話だ。人間でそもそも安全に効くのかということはわからない。人間で治験をしてみると駄目だという薬は前の会社でいくらでもみてきた。

しかし、阿知波は厚労省側の規制が変わることに対しては敏感だった。

前田がもちこんできたこの話は、たしかに局所進行再発頭頸部がんの治験にあてはまると考える。

頭頸部がんの日本の年間の患者数は、約３万３千人程度。これを局所進行再発頭頸部がんに狭めると、年間４０００人程度になる。肺がんや乳がんにくらべると桁ふたつ少ないが、しかし、これは今度できた「条件付き早期承認」の四条件のうちのひとつ「希少疾患」にあてはまるということだ。

ただ、このトラックを使って仮に日本で先に承認をえてしまうと、国際治験となるフェーズ３に日本の患者が入ろうとしないという問題がある。すでに承認されているのであれば、ランダム化比較試験となって、この治療がうけられない可能性のあるフェーズ３にわざわざ参加はしないだろうからだ。

医務技監、三木谷に会う

厚労省のほうでも、光免疫療法を「条件付き早期承認」の目玉にできないかと考えていた。

厚労省では、局を横断的に掌握し判断をくだす医務技監という新しい役職が２０１７年７月に誕生していた。これは厚生労働省内で医師の資格を持つ医系技官がつくものとされ、医系技官のトップのポストと目された。１９８４年に入省した慶應大学医学部出身の鈴木康裕がその職についた。

鈴木康裕は豪放磊落な人柄で、こうした調整とある程度の戦略的政治的な判断を下すのに適した人物だという評は省内でも多かった。

その鈴木が、元衆議院議員の紹介で、小林久隆に会ったのである。

最初は講演にきてもらい、次には、その元衆議院議員もいれて赤坂の料亭で会食をした。ここにはアスピリアン・ジャパンの虎石も同席している。

鈴木はこんなことを小林に言った。

「薬事法から薬機法に変わって『再生医療等製品』の条件及び期限付き承認の制度が始まったが、どうもその制度が動いていない。そのことに対する思いがある」

鈴木は何か動かせるものがあれば、厚労省としてもやりたい、ということだった。日本が生んだ革新的技術で、副作用の少ないものを探している。あたらしい制度ができてそこにのればフェーズ３をやらずとも承認が出せるようになる。その第一号をどれにするかを、考えている。

鈴木が言っているのは、２０１７年10月から運用の始まる「条件付き早期承認」の制度のことだった。「再生医療等製品」がはかばかしくないので、その手法を広げようとしている、と、小林はとった。

赤坂での会合のあと、今度は三木谷が厚労省に鈴木康裕を訪ねた。

虎石や前田陽も同行している。

鈴木は、三木谷がＴシャツ姿で現れたのでびっくりしている。

三木谷は、自分の父親がすい臓がんになったことがきっかけでこの療法を知ったこと。そして現在この療法が広まることに自分の人生の何分の一かをかけていることを、鈴木に語った。そうした話をしたあとで、三木谷はこう言ったのである。

「多分アメリカで最初に承認をえたほうが、得なことはわかっています。アメリカの薬価は自由価格なので、価格も高くなるでしょう。しかし、自分はこの療法は、一番最初に日本で使えるようにしたいのです」

だから条件付き早期承認制度というトラックをつかわせてほしいということだと、鈴木はとった。スパッとそう言うのはある意味、すごいとも思った。

「他のメガファーマと組まないんですか？」と鈴木は尋ねる。

三木谷は即座に「組みません」と返した。

「販売とかは組まないとできないのではないですか」とも聞いたが、少なくとも治験の段階では独自開発でやると三木谷は明言した。

治験を国際治験のフェーズ３もふくめて独自でやる、ということは、少なくとも三木谷は本気だということ、そしてこの治療法を頭頸部がんだけではなく、ほかのがんにも適応を広げていこうとしているのだ、と鈴木は理解した。

このようにして三木谷たちは、米国で予定をしている国際治験としてのフェーズ3とは別に、日本では、フェーズ2までのデータで、この「条件付き早期承認制度」を使って承認申請をすることを決めたのである。

ただし、この「条件付き早期承認制度」は先にスタートしている「再生医療等製品」とは違って有効性の「推定」では駄目で、「確認」をする必要がある。

しかし、局所再発の頭頸部がんであれば、全生存期間や、一年生存率などではなく、奏効率を主要評価項目におくことができる。なぜなら、がんが縮小することが、頭頸部がんでは患者のクオリティオブライフに直接的な好影響があるからだ。そして奏効率は第三者が客観的に判定するものだからバイアスが入りにくい、つまりシングルアームでよいということになる。

証言者・取材協力者・主要参考文献

三木谷浩史、虎石貴、前田陽、阿知波拓爾、鈴木康裕、小林久隆

他に厚労省内で匿名を条件に協力してくれた人物がいる。

抗がん剤イレッサの承認取消を求める要望書　薬害オンブズパースン会議　２００７年５月23日

Stem the tide, Japan has introduced an unproven system to make patients pay for clinical trials, Nature, 10 December 2015

第14章　BNCT、膠芽腫治験

BNCTが膠芽腫を適応症とした治験に入る。京大原子炉実験所以外にも二カ所、医療用の加速器が建設されることになるが、中央とのパイプがないという弱点を抱えていた。

光免疫療法が、スムースに「条件付き早期承認制度」のトラックにのることができたのは、治療法の革新性もさることながら、三木谷の政治力も大きかったと小林久隆は考えている。三木谷はさまざまな政治家との会合でも、この光免疫療法のことを説明していると聞いていたからだ。

前田陽がそもそも、厚労大臣の政策秘書をしていたことから、新しい制度の情報をいち早く伝えられたなど、楽天のチームの強みは中央とのパイプが太いということだった。

それに対してBNCTは、中央へのアクセスが極端に弱かった。

三木谷がアスピリアン・セラピューティクスに個人的な投資を決断する6年早い2007年に化学メーカー、ステラケミファの子会社としてステラファーマは誕生したが、製薬会社を一からつくらなければならない、というのは楽天と同じだった。

しかし、ステラケミファと楽天では財力も知名度も雲泥の差があった。

新日本科学という治験を管理する会社にいた林利充は、2011年3月にステラファーマに入社して、フェーズ1の時代から、PMDAとの交渉や治験の設計にかかわったが、そのことを痛感する。

田辺製薬や住友製薬で、「薬事」というＰＭＤＡと交渉をして承認申請をする仕事をしてきた人間をアドバイザー役としてひきぬいたが、これらの人々は医薬品だけをやってきた人だった。ＢＮＣＴの場合は、未承認薬（商品名「ステボロニン」というホウ素剤）と未承認機械（住友重機械工業が開発した医療用加速器）をセットで承認まで持っていかなければならなかったが、そうした経験がまったくなかった。

薬事の経験が長ければ長いほど、「規制があるから駄目だ」と言って、いっこうに動こうとはせず、前に進まなかった。

また、林が苦労したのは、ステラファーマが化学会社の１００パーセント子会社だったことだ。治験の費用や設計についても、いちいち親会社にお伺いをたてなくてはならない。

ボロン10という中性子を吸収しやすいホウ素の精製方法を知っているということで、この子会社をつくったが、親会社の中には、金食い虫とみる向きもあり、決裁をとるのに苦労をした。

承認を狙って治験を始めるのは二つのがんに対してである。

ひとつは宮武らがずっととりくんできた膠芽腫。そしてもうひとつは局所進行の再発頭頸部がんだった。

「局所進行の再発頭頸部がん」を標的にしたのは、２００１年の67歳の女性の劇的な治癒のケースに動かされて、加速器が開発されてここまで来たということもあった。

しかし、それでも頭頸部がんの治験ではランダム化比較試験を組んで有効性を証明しなければならないだろう。そうするとフェーズ3までやる必要がある。症例数は標準治療をおこなう比較対照群をいれて２００例と見込んでいた。

これだと10億円から20億円がかかる。

膠芽腫の場合は、年間の患者数が約２０００人。頭頸部がんとくらべても5分の１以下であるので、希少疾患としてフェーズ３は免除され、フェーズ２までの有効性の確認でよいかもしれない。

「膠芽腫はフェーズ２まで、頭頸部がんはフェーズ３まで」という方針で親会社の了承をとり、膠芽腫に対するフェーズ１の治験が、宮武を治験責任医師として始まったのは、２０１２年11月のことだった。

新たに二カ所の加速器建設が決まる

このフェーズ１は、宮武が務める大阪医科大学が窓口になり、照射は、熊取の京大原子炉実験所にあらたにそなえつけられた住友重機械工業の加速器で行われた。

加速器の費用は19億円かかったが、ステラケミファの代表取締役深田純子の決断で、ステラケミファが買い上げて、京大原子炉実験所に寄付する形にしたことはすでに書いている。

ただ、原子炉実験所の場合、病院のある高槻から患者を熊取まで移送しなければならないというのが難点だった。当初は、原子炉実験所に病院を併設する話もあったのだがそれも立ち消えていた。病院内に併設した加速器の建設が待たれていた。

そしてこの膠芽腫のフェーズ１の治験が進んでいる間に、あらたにふたつの住友重機械工業の医療用加速器の建設が決まることになる。

ひとつは宮武の勤める大阪医科大学だった。京大原子炉実験所がある大阪府が音頭をとる形で、２０１４年5月から「ＢＮＣＴ（ホウ素中性子捕捉療法）実用化推進と拠点形成に向けた検討会議」というものが開かれ、２０１８年に「関西ＢＮＣＴ共同医療センター」として病院併設の加速器が建設された。

そしてもうひとつは、福島県郡山市に本部を置き、一都一府四県で１００以上の医療・介護・福祉施設を展開する医療グループの総合南東北病院だった。

ワンマン理事長の決断

総合南東北病院をここまで大きくしたのは、理事長の渡邉一夫である。渡邉のワンマン経営で、一糸乱れぬ統率をほこってきた。

渡邉は福島県立医科大出身の脳外科医だった。30年以上「３６５日24時間患者と向き合ってきた」なかで、外科医でありながら、手術の怖さを知るようになった。

脳の手術は針の穴を通すほど精巧な技量がもとめられ、かつ細心の注意が必要だ。命を助けるはずのメスが、目や耳、歩行などの神経に間違って触ってしまうと、術後生活自体が困難になる場合もある。骨を削ってしまって外見が変わり術後外出できない、話せない等の後遺症が残ってしまう場合もある。手術は、命は助かっても患者のＱＯＬ（クオリティオブライフ）が著しく下がってしまう問題を常にはらむ。

「この病気（膠芽腫）はどんなに上手に手術をしてもなおらない」

渡邉は外科医でありながら、なんとか開頭手術しないで治療することはできないか、ということを考えていた。

まず２００４年にガンマナイフを導入した。東京大学医学部附属病院が１９９０年に初めて導入した設備だが、渡邉はそれが欲しくてたまらなかったのだ。

ガンマ線によって脳腫瘍や脳血管障害を治療する特殊な装置だ。さまざまな角度から照射するガンマ線を病巣に集中させることで、病巣以外の脳の大切な機能を残すことができる。

２００７年には陽子線治療装置の導入も決意し、翌２００８年10月から、民間病院としては初の陽子線治療も開始している。陽子線治療装置ですべてのがんを治療できる訳ではないが、従来の放射線治療では照射できない部位の治療ができる。手術をしないので働きながら治療したいといった要望にも応じることができる。

最後に課題として残ったのは、グレード３、グレード４という脳腫瘍のなかでも、何をやっても治らないタイプの癌の治療だった。

渡邉は、米国で脳腫瘍に対するＢＮＣＴを行った草分けの研究者畠中坦がハーバードにいた時代にハーバードに留学していた古和田《こわだ》正悦《まさよし》という研究者についていたことがあった。この古和田からＢＮＣＴのことを聞いたのが最初だった。

しかし、原子炉での臨床研究の時代には、民間の病院ではどうしようもない。それが、住友重機が、京大の原子炉実験所と加速器を共同開発し、この加速器を使ったＢＮＣＴの治験を始めるという。脳腫瘍のグレード３、グレード４（悪性膠芽腫）を対象にして。

２０１１年、福島を福島第一原発の事故が襲った。このことで、世界各国の原子炉を医療用に使うＢＮＣＴの運命は決まった。各国で原子力発電からの離脱の動きがおこり、医療用につかうなどとはとんでもないということになった。しかし、福島では、政府が巨額の震災復興資金を用意したことで、加速器の道が開けるのである。この震災復興資金の中に「医療関連産業集積プロジェクト技術開発等補助金」という項目があったのだった。これに「福島にＢＮＣＴの拠点をつくる」として申請することを渡邉は決断した。

この予算申請がとおり、43億円の助成金をうけることになった。残りの40億円を病院を運営する財団が負担し、２０１３年には着工され、翌年には住友重機の加速器をそなえた「南東北ＢＮＣＴ研究センター」が完成していた。

「官公立の病院と違って私がやりたいと思えば、誰の許可も取らずに機器を導入することも、施設を拡充することもできる」（渡邉一夫）ということだ。

頭頸部癌の治験のフェーズ２は、この「南東北ＢＮＣＴ研究センター」が一手にひきうけることになる。

その開始は、２０１６年６月。

大阪医大の宮武伸一が責任医師を勤めた膠芽腫のフェーズ１は無事安全性を証明し、２０１６年２月にフェーズ２に入っていた。こちらのほうは、大阪医大、国立がんセンター、京大原子炉実験所、総合南東北病院の４者の共同治験となった。宮武はその４者を調整する治験調整医師となった。

奏効率を主要評価項目にはおけない

しかし、そのフェーズ２の治験の設計について、宮武側とステラファーマ側の考えが違った。

宮武は治験調整医師だが、あくまで治験は、お金を出し承認申請を行うステラファーマ側が決めることになる。

最初、ステラファーマ側は、奏効率をフェーズ2の主要評価項目におこうとした。

その理由は、たとえば、一年生存率や生存期間を主要評価項目におくと、それだけ時間がかかり、お金もかかるからだ。

奏効率ということになれば、照射後90日以内に腫瘍の状態を第三者機関がみることによってすぐわかる。

実際、局所進行再発頭頸部がんの治験では、この奏効率を主要評価項目におくことになる。

しかし、これに宮武は強く反対をした。

宮武は、ステラファーマの臨床部長になっていた林利充をこういって説得する。

「林君、膠芽腫の場合、偽進行という問題がある。画像上は、腫瘍が増大しているように見えても、それは放射線浮腫ということがありうる。PETを使えばその区別はある程度つくが、それでも勧めない。なぜなら、膠芽腫の場合、腫瘍が縮小しても意味はあまりないからだ。やがて増大して患者を死に至らしめるからだ。

理想的には、全生存期間で見るのが筋。それが無理ならば、一年生存率でみるというのがいい」

これはPMDAも同意見だった。

光免疫療法やBNCTでは、局所進行再発頭頸部がんで、奏効率を主要評価項目においた治験が進むことになるが、これは、がんが縮小することに意味があるからだ。

容貌や、呼吸、嚥下等々、腫瘍が縮小すること自体に患者の直接的なメリットがある。

しかし、膠芽腫では奏効率でよくとも、生存期間がよくならなければ意味はない。

このようにして、フェーズ2の主要評価項目は、一年生存率に定められた。ただし、ランダム化比較試験ではなく、シングルアームの治験となった。かつて行われたアバスチンの抗がん剤としての治験で一年生存率が34・5パーセントだからそれとの比較にするというたてつけにしたのである。

しかし、この事後に他の試験と比較するというやりかたでは、常に、患者背景がそろっているのか、という問題が起こる。

つまり、自分のところの治験だけ、予後のいい患者をいれるのではないかということだ。

これは、ウイルス療法のＧ47Δでも、まったく同じことが言えた。

藤堂が行うＧ47Δの治験はしかも、東大の医科学研究所でしか行わないというシングルセンターの治験だ。

ＢＮＣＴのほうは、患者の選定の窓口は、南東北病院、国立がんセンター、大阪医科大学とマルチセンターであるものの、「再生医療等製品」のトラックを使えるわけではない。藤堂は有効性の「推定」を示せばよいが、宮武は有効性を少なくとも「確認」して示さなければならなかった。

このことが、後に両者の大きな別れめになっていくのである。

証言者・取材協力者・主要参考文献

小林久隆、渡邉一夫、宮武伸一、林利充、浅野智之

Boron Neutron Capture Therapy for Malignant Brain Tumors, Shin-Ichi Miyatake, Masahiko Wanibuchi, Naonori Hu and Koji Ono, Journal of Neuro-Onclogy, 11 July 2020

Accelerator-based BNCT for patients with recurrent glioblastoma: a multicenter phase II study, Shinji Kawabata, Minoru Suzuki, Katsumi Hirose, Hiroki Tanaka, Takahiro Kato, Hiromi Goto, Yoshitaka Narita, Shin-Ichi Miyatake, Neuro-Oncology Advances, 2021 May 20

「脳腫瘍に対するＢＮＣＴの展開」　宮武伸一　Clinical Neuroscience　２０２１年11月１日

第15章　ランダム化比較試験をとらず

G47Δのフェーズ2実施にあたりPMDAの再生医療製品等審査部の部長になった佐藤大作は、藤堂具紀に、ランダム化比較試験を勧める。しかし、藤堂はがんとしてきかない。


佐藤大作に、藤堂具紀について尋ねるとこんな答えがかえってきた。

「まあ、ごりおし体質ですよね。あまりいい思い出はありません」

佐藤は、再生医療等製品のトラックをつくった薬機法を国会に上程すると、すぐに2013年7月PMDA（医薬品医療機器総合機構）へ異動になったことはすでに書いた。

PMDAでまずまかされたのが、新薬審査第五部の部長だった。

審査第五部は、がんに関する薬の審査をする部署だ。ここで、7カ月いたあとに、2014年11月25日の新制度の施行を待つ再生医療製品等審査部に異動になった。

再生医療製品等審査部はもともと遺伝子組み替え製品やバイオ品の審査もしていた生物医薬第一部がその前身だ。新しい法律を待ってこの名前にかわったわけだが、ここで、佐藤は、G47Δの治験フェーズ2について担当をしたのだった。

佐藤は東大の薬学部出身で、若い時から審査畑を歩いてきた。だから、治験というものがいかにバイアスによって左右されるか身にしみてわかっていた。

G47Δは、製薬会社がつかなかったために、藤堂がAMED（国立研究開発法人日本医療研究開発機構）から資金をとり、医師主導治験として行っていた。

佐藤は藤堂に、治験フェーズ2はランダム化比較試験にするようにと、幾度となく勧めた。この場合、比較対照群は、ベストサポーティブケアといって主治医がベストと思える標準治療の中から選ぶことになる。

佐藤が部長をしていた2015年の段階では、テモゾロミド、アバスチンが抗がん剤として承認をされている。

治験に入りたい患者を、G47Δで治療する患者とそれ以外の承認された療法で治療する患者にくじびきで分け、それを比較するのである。

「臨床試験のデザインを既存薬との比較試験にしなければ、科学的に信頼できる結果になりませんよ」と何度も言ったが、藤堂はがんとして聞き入れなかった。

治験を行う側は、ＰＭＤＡ側と「事前相談」を行って治験についてのアドバイスを得る。その場でも、

「きちんとした形での試験設計にしないと、結果はでないですよ」

と藤堂に言ったが、「おれは効いていると思っているし、お前ら専門家でもないのに口を出すな」という態度だったと佐藤は証言する。

東大医科研のみが治験実行施設であるシングルセンターでしかも、比較対照群をもうけないシングルアーム、これで条件及び期限付きとはいえ承認ということになれば、再現性のまったくとれないままに、一般の治療に供することになる。それは危険だと佐藤は考えた。

が、佐藤によれば、藤堂は「ぜったい嫌だ」と聞き入れず、フェーズ2は比較対照群なしのシングルアームの治験となったのである。

先駆け審査指定

佐藤大作が、ＰＭＤＡに異動になった3カ月後、厚生労働省で大臣官房の参事官として医療機器と再生医療等製品審査管理の担当になったのが、１９８５年厚生省入省の磯部総一郎だった。

再生医療の別ルート化のきっかけをつくった経産省の江崎禎英は、「課長時代も局長の空気をただよわせる大物官僚だった」と磯部のことを評している。

磯部の役職は、アカデミアの日本独自の開発を実用化につなげていくためにつくられた。そのために「先駆け審査指定」という制度を使う。

これは、１）画期的であり、２）きわめて重篤な病気が対象疾患となり、３）有効性、安全性がきわめて高いことが予想され、４）世界に先駆けて日本で開発する意思と体制が整っている治療法にたいして指定される。

これに指定されると、ＰＭＤＡでの事前相談、優先審査がうけられ、承認申請からその結果がでるまでの期間が半年に短縮される。

ＢＮＣＴは、磯部によって「先駆け審査指定」をうけ、それは素人として手探り状態で進むステラファーマの林利充にとっては干天の慈雨となった。

磯部は、ＢＮＣＴについては、多くの学者がかかわり、長年にわたって日本で技術発展をとげた治療法だということを以前から知っていた。これを実用化の橋渡しをすることはよいことだと思って、林に連絡をとり、「先駆け審査指定」を行ったのである。

ところが、G47Δについては磯部は知らなかった。

意外な人物から連絡をうけて、このG47Δについて調べることになるのである。

和泉洋人からの呼び出し

首相補佐官で、内閣官房健康・医療戦略室室長の和泉洋人からだった。

和泉は建設官僚出身、国土交通省退官のあと民主党・野田政権時代に、内閣官房参与として、官邸入りした。安倍晋三がそのまま留任させ、信頼が最も厚かった人物の一人だ。菅官房長官とも一心同体と言われ、官僚の人事に大きな影響力をもつと週刊誌で報道されている人物だ。

和泉が磯部を呼び出したのは、「AMEDの事業で医師主導治験をやってきた腫瘍溶解性ウイルスがある」として、ちょっと見てやってくれないか、という話だった。

磯部は、この話自体は、和泉がこんな細かな案件を知っているわけはないから、藤堂のほうから、何らかの形で和泉に持ち込んだのではないか、と考えている。

ただ、AMEDが出資している事業であれば、国がお金を出しているのだから、それを実用化するべく橋渡しするのは当然だと考え、その藤堂に磯部は連絡をとって会ってみた。

G47Δに「先駆け審査指定」ができないか、という話である。

ところが、藤堂が言うには、どこの製薬会社もこのG47Δを承認申請しようとするところはないのだという。

フェーズ2までの費用はこれまで国が負担する医師主導治験だったが、承認申請は、実際に販売する民間の製薬会社がやらなくてはならない。

しかし、承認申請する民間の製薬会社がなくては、「先駆け審査指定」のしようがない。

ＰＭＤＡに申請するには申請費用として約1億円かかるが、しかし、これ自体は製薬会社が独自で開発する費用に比べればたいした額ではない。

藤堂は、臨床試験で治療をほどこした中の一人は長期生存していることを強調していたが、ようは、Ｇ47Δの将来性にどの製薬会社もプロは納得しなかったのだ。

安全性を確認するフェーズ1は藤堂の場合、臨床試験のデータで代用した。13人の患者のうち腫瘍が増大したつまり病気が進行したものが11人、維持が2人、縮小が0人という成績では、製薬会社の食指は動かなかったのだろう。シングルアームの治験で唯一、客観的にみれるのが、奏効率で、それがゼロでは、投資のしようがなかったのである。

それでも第一三共の中に理解者がいるという話を磯部は藤堂から聞き、第一三共の佐藤督に連絡をとってみた。

私の一存では決められません

磯部からの電話は「すぐに会いたい」ということだったと佐藤督は記憶している。

厚労省の参事官からの電話だったので、佐藤督は承認申請の手続きをする薬事の社員と一緒に厚労省に磯部を訪ねている。

「先駆け審査に指定したいが、企業が売るということが決まっていないとできない。藤堂さんからあなたの名前も聞いている。第一三共のほうで承認申請をするということを決めてくれないか」

佐藤督は、こう答える。

「わたしの一存ではきめられません。開発本部の本部長もつれてきますので、本部長にこの話しをしてくれませんか」

このときの第一三共の開発本部長は赤羽浩一《あかはねこういち》。赤羽は、佐藤の提案を却下していた上司であった。アカデミアの開発したものなど信用できない、というのが赤羽の一貫した態度だった。佐藤督は、自分がこの話を赤羽に報告するより、磯部に直接話をしてもらったほうが事態が動くと考えたのだ。

二日後、赤羽、薬事の社員そして佐藤督の三人で再度磯部を訪ねる。

しかし、ここでも赤羽は、煮え切らなかったのである。

「会社のトップではないから、こんな重い話私には決められない」

佐藤督は、「逃げた!」とはらわたが煮えくり返る思いだったが、会社に戻るとその足で、赤羽とともに、当時社長だった中山譲治のところに行った。

中山は「それだったらば前向きにやるしかないだろう」と即決してくれた。

今度は中山が磯部のところまで赤羽、佐藤督と一緒に出向き、「前向きにぜひ判断させてください」と第一三共が、G47Δについて承認申請をするということを約束したのである。

このようにして、2016年2月10日、G47Δは先駆け審査の指定をうけるが、しかし、藤堂と第一三共は契約の段階でまたもめる。

磯部もPMDAに移った佐藤大作と同じく藤堂にはほとほとまいっていた。

まず、先駆け審査の指定をするのに、会社が決まっていないとできない、ということを納得させるのに苦労をした。

磯部によれば、藤堂はすぐ怒り、磯部が動き問題がかたづいても、お礼のひとつ言うわけではなかったのだという。

ようやく第一三共の社長がやると言ってくれたにもかかわらず、今度は契約の中身でもめているという。

利害関係人としての研究者

第一三共にいて藤堂のサイドにたった佐藤督によれば、藤堂は、第一三共がいったんアウトラインを合意したにもかかわらず、あとだしの補足条項で縛りをかけてこようとしていると、怒ったのだという。

これは通常のビジネスであれば、よくある交渉方法だが、佐藤督は「アカデミアの先生なのだから、ふつうの企業とやるような交渉のしかたはだめだ」とビジネス開発の部門に釘をさしていた。しかし、ビジネス開発部門にとっては、アカデミアも企業も交渉相手としては同じだった。

藤堂が株主となっている会社とのやりとりで、第一三共側が支払う金額が、なかなかおりあわなかった。

佐藤督の証言。

「藤堂先生はアメリカに長かったので、大学の先生にしてはビジネスのことも契約のこともやたら詳しかったんです。たとえば、マイルストーンはこれくらいの額が妥当とか相場をよく知っている。で、その額でぐいぐいおしてくる」

佐藤督によれば、藤堂は怒っていったん「契約しない」となってしまったのだという。医科研までビジネス開発の社員が出向いていってした会議での交渉が決裂したあと、佐藤督は、「私のほうで折衷案をつくる。藤堂先生のほうはそれで納得してもらうから」と自身が案をつくった。

開発部長はこのときまでには、赤羽浩一から古賀淳一にかわっていた。

古賀は、2009年にアムジェンから移籍してきた社員で、バイオ畑だった。それまで低分子薬中心だった第一三共で、抗体薬の部門をたちあげ、後のヒット抗がん剤「エンハーツ」につなげていった立役者だ。

佐藤督とも、この抗体薬時代からのつきあいで、腫瘍溶解性ウイルスにも理解があった。

こうしてようやく第一三共サイドと、藤堂具紀サイドは、契約の締結にいたるのだが、2016年2月に「先駆け審査指定」をうけたものの、契約自体が結ばれたのは、夏になっていた。

ここで第一三共は販売権を持つことになるが、実はG47Δの製造権自体は、それ以前の2015年5月に、藤堂は、デンカという化学会社にライセンスアウトしていた。

つまり第一三共は自分たちでこのG47Δをつくれるわけではなく、デンカに製造を依頼しなくてはならない。

デンカは、G47Δの製造方法については、藤堂の指導によって習得するのだが、この製造と販売が別々という体制は、後に大きな問題になってくる。

また、G47Δの成功が藤堂が株主となる会社の金銭的な報酬となるというその構造自体を危ぶむ人もいる。

こうした過程について私から聞いた光免疫療法の小林久隆は、こんなことを言っていた。

「研究者がその開発したものに対して金銭的な報酬が期待できるようになっているということ自体、私はあまり感心しません。ＮＩＨは国家公務員なので自分で会社をつくったりすることはできないのです。これをやってしまうと、研究にバイアスがどうしてもかかってきてしまう」

小林は小林自身が三木谷や楽天から支援をうけたことがない。だから楽天や三木谷に対しても「アスピリアン・セラピューティクスの時代から、批判すべき点は自由に批判をしてきた」という。

証言者・取材協力者・主要参考文献

佐藤大作、磯部総一郎、佐藤督、古賀淳一、小林久隆

※藤堂具紀には、「治験のフェーズ2で、ＰＭＤＡ側はランダム化比較試験で行うよう強く薦めたにもかかわらず、これを拒否した理由」、「デリタクトからあがる売り上げの何パーセントかが」藤堂が株主の会社に入る契約を、治験段階で結ぶことで、「シングルアーム、シングルセンターの治験、仮承認後の施術の患者背景等にバイアスがかからないのか」ということについて意見を聞きたいと、書

面で尋ねたが、「多忙につき対応できない」という答えであった。
※第一三共の開発本部長だった赤羽浩一には、「G47Δに対して一貫して否定的だった理由を知りたい」と取材を申し込んだが、「会社に言われたことをやっただけです」と詳細については答えなかった。

第16章　局所進行再発頭頸部がん治験

放射線治療と抗がん剤をやったにもかかわらず再発した頭頸部がん。このがんに対してBNCTと光免疫療法は、6カ月違いで承認を得る。奏効率を主要評価項目における理由。

小林久隆は、三木谷に会うたびに、「膠芽腫の治験もやってみたらどうです？」と勧めていた。

というのは、ドイツの脳神経外科の研究者が、膠芽腫の細胞を植えつけたマウスの尻尾にEGFR抗体にIR700をつけたものを注射し、近赤外線をあてると効果があるということを実証したところだったからだ。

IR700は、がんを光らせる力もある。なので、戦略としては初発の膠芽腫をまず光らせて外科手術をしたうえで、とりきれない部分には近赤外線をあててがんを除去するというやりかたが考えられると小林は、三木谷に言った。

しかし、三木谷は興味を示さなかった。

大手の製薬会社ではないので、戦線をいきなり拡大することはできない。

まず確実なところからということになる。

局所進行再発頭頸部がんはBNCTも治験のフェーズ2に入っているが、最初に承認を狙う対象疾病としては最適だった。腫瘍の縮小が、ダイレクトに患者のQOLに結びついてくる。

だから日本では奏効率を主要評価項目における。

しかしこれがグローバルな承認をえようと思うと、奏効率では難しい。病気の進行をどれくらいの期間抑えられたかをみるＰＦＳ（Progression Free Survival　無増悪生存期間）もしくは、ＯＳ（Overall Survival　全生存期間）で、既存の標準治療より統計的な有意性をもって効果を証明しなくてはならない。

アスピリアン・セラピューティクスは、２０１８年11月に三木谷がＣＥＯとなり、その社名も２０１９年３月には、楽天メディカルとなるが、楽天メディカルは、国際共同治験としてのフェーズ３を局所進行再発頭頸部がんで始めている。

主要評価項目は、ＰＦＳとＯＳだ。奏効率は副次的評価項目におかれた。被験者の数は３００人弱。

しかし、これとは別に日本で安全性を確かめるフェーズ１を３人の被験者に対して行い、このフェーズ１とフェーズ２の奏効率で、日本だけ先に承認をめざすことをすでに決めていた。「条件付き早期承認」のトラックを使えばそれができるのだ。

この二段構えの体制がとれるのは、三木谷や楽天が出資している楽天メディカルならではのことだった。フェーズ３を国際共同治験でやるだけの資力と海外のスタッフがいる。

グローバルに承認をえて、光免疫療法を広めていくには、多数の被験者が参加するランダム化比較試験で有効性をみるフェーズ３をやることが必須なのだ。

唯一、フェーズ３を行う必要がないのは、再生医療等製品のトラックに入った藤堂具紀のＧ47Δだ。しかし、これには大きな落とし穴がある。仮に少人数のフェーズ２で、有効性の「推なのである。

定」で日本だけで承認をとったとしても、ここで行き止まりになる。世界では通用しない治験

71・4パーセントの奏効率

三者目のBNCT。

局所進行再発頭頸部がんと膠芽腫での承認をめざすステラファーマは、「先駆け指定」はうけたものの、「条件付き早期承認」のトラックは使えないでいた。

ということは、日本だけの承認だとしても、少なくとも局所進行再発頭頸部がんでは、フェーズ3まで行わなくてはならない。

ところが、嬉しい誤算があった。

フェーズ2の治験で圧倒的な成績をおさめたことで、フェーズ3が免除され、フェーズ2での承認となったのである。

BNCTの局所進行再発頭頸部がんのフェーズ2の治験は、患者のうけいれは国立がんセンターと南東北病院で行い、照射自体は、郡山に建設された南東北病院の南東北BNCTセンターで2016年6月から2018年2月まで行われた。

組み入れの基準は、がんが転移していないこと、そして切除不能の局所進行再発頭頸部がんとされたが、この「切除不能」には、患者が手術をすることを拒否したケースもいれる、とした。

承認申請の際も「切除不能」の定義として、患者が手術を拒否する場合として申請したが、

このことは重要な意味をもった。

ＢＮＣＴを求めてくる人は、治療の効果だけではなく、術後のＱＯＬを求めている。手術では、頭頸部癌だと唾液腺がやられて、わさびがたべられないとか、のどをきることで風呂に入れないとか術後のＱＯＬが著しく下がる場合があるが、ＢＮＣＴだとそれが避けられる。実際、承認された後に、私は大阪医科薬科大学（２０２１年大阪医科大学より改称）の関西ＢＮＣＴ共同医療センターを訪れある会議を傍聴したが、そこでは、料理人が頭頸部にできたがんを手術するのを、「嗅覚が失われるから」と拒否したケースへのＢＮＣＴ照射が紹介されていた。


治験の成否を決する主要評価項目は90日後の腫瘍の縮小の度合いでみる奏効率に決められた。病院にもステラファーマや住友重機にも関係のない第三者の検査機関がその腫瘍の縮小を評価する。

その結果が驚くべきものだったのだ。

21人のうち５人（24パーセント）は腫瘍が完全に消失した。10人は30パーセント以上の腫瘍の収縮が見られた。変化がなかったのは５人。

つまり、完全奏効と部分奏効をあわせた奏効率は71・４パーセント。比較の対象の閾値として、ステラファーマ側があげていたのが、免疫チェックポイント阻害剤ニボルマブ（商品名オプジーボ）との比較だった。

免疫チェックポイント阻害剤は京大の本庶佑の発見によりつくられた薬で２０１０年代に承認をされ、がん治療で大きな役割を担うようになっていた。免疫を抑制している抗原を抗体でブロックすることで、免疫細胞を活発化させて「がん」を退治するという作用機序の薬だ。

局所に進行した再発の頭頸部がんとは、それ以前に、放射線や抗がん剤の治療をおこなっている。それでも再発してしまったがんだ。もう放射線や抗がん剤は使えない。だから、このニボルマブを使うことが標準療法となっていたのである。その奏効率は13・3パーセントだということが他の治験の結果でわかってきた。

71・4パーセントというのは、これを大きく上回る数字だったわけだ。

もちろん、ランダム化比較試験を行ったわけでもなく、実施数は、21例だから統計的な意味を持つものではない。また、BNCTがはたして、生存期間を伸ばすものかどうかもわからない。

しかし、奏効率71・4パーセントという数字をもってPMDA側は、「局所のがんの縮小」という有効性の確認がとれたとした。

〈切除不能な局所進行又は局所再発の頭頸部癌患者における局所病変は、嚥下障害、栄養障害、気道狭窄、誤嚥、瘻孔形成等、患者のQOLを著しく低下させる病態を引き起こす可能性があり、当該病変に対する局所制御は一定の臨床的意義があると考える〉（審査報告書）

PMDAは「承認をしてさしつかえない」と審査報告書に書き、専門委員が書いた審査報告書の2でも、同じ結論だった。これをもって、外部の委員によって構成される薬事・食品衛生審議会で議論をされ、最終的に厚生労働省は2020年3月に薬事承認をし、6月には保険収載がされ、実際の治療が始まるのである。

光免疫療法、フェーズ2

小林久隆のことが、メディアでとりあげられるにつれ、小林のもとには、「光免疫療法をうけられないだろうか」という患者からの切実な問い合わせが入るようになっていた。小林はりちぎにひとつひとつ返事を書き、リストもつくっていた。その中の一人に口腔がんの患者がいた。あごの下に大きな再発腫瘍ができていた。転移はない。

最初、小林は、アメリカのフェーズ2に組み入れられないかとミゲル・ガルシア・グズマンに掛け合った。グズマンは「この患者は手術ができるから難しい」という答えだった。しかし、口腔がんの場合、手術をして腫瘍をとることで、さまざまな機能が失われる危険性がある。これを光免疫であれば、BNCTと同じように機能を温存して治療をすることができる。

そこで、三木谷に頼み、日本での申請のために別途始まった安全性試験のフェーズ1に組み入れてもらうことにした。

日本人の患者に初めて照射することになる。2018年3月、がんセンター東病院での照射となった。

三木谷はこの照射に立ち会っている。小林もたまたま学会で東京にいたので、立ち会いたいと虎石貴に頼んだが、却下されてしまった。

IR700をつけたEGFR抗体は商品名を「アキャルックス」とすることになる。そのアキャルックスは、点滴をつかって2時間かけて患者に投与をする。その24時間後に、近赤外線をスティックをつかって照射するのである。

そこに三木谷は立ち会ったのだ。

小林のためにスマホで術式をうつしながら、実況中継をした。

光を照射すると、かちんかちんになっていた患部が一瞬のうちに色が白くかわった。

三木谷は、「僕は今奇跡を見た。涙がとまらない」と思わずツイートしてしまう。

光免疫の治療だとは書かなかったが、勘のいいフォロワーから、「三木谷さんついに光免疫やっているんですね」とつっこまれ、そのツイートは消してしまうことになるが、ともあれ、三木谷は、最初の人への照射をその目で見たのだった。

ＰＭＤＡから「条件付き早期承認」のために必要と言われた日本人への安全性の試験は３例、このフェーズ１と、米国でグズマンらが行っているフェーズ１およびフェーズ２の30例をもって日本では承認申請をすることになったのである。

光免疫の奏効率は43・3パーセント

フェーズ2での治験結果は、30例のうち完全奏効が4例、部分奏効が9例、安定が11例、病状進行が5例、評価不能が1例だった。つまり、奏効率は、43・3パーセント。

光免疫療法でも、ニボルマブの奏効率13・3パーセントが比較の閾値となったから、ＢＮＣＴほどではないにしてもうわまわっている。

また注目すべきは、病状進行が5例あったことだ。これは、この療法がまずいととるのではなく、むしろ患者の受け入れにバイアスがなかったと考えるべきだ。

ＥＧＦＲ抗原を発しないがんも15パーセント程度あることがわかっているから、そうした患者が自然に組み入れられたととるべきだろう。ＥＧＦＲ抗原を発しなければ、ＥＧＦＲ抗体にＩＲ７００を載せたアキャルックスはくっつきようがないのである。

この患者背景については、Ｇ47Δの治験では特に問題にされることになるので覚えておいてほしい。

ともあれ、「条件付き早期承認」のトラックなので、ＢＮＣＴほどの奏効率はなくとも、光免疫療法についてＰＭＤＡは、

〈一定の有効性は示されたと判断した〉（審査報告書）のである。

第三相の結果を待ってもいいではないか

ただし、光免疫療法の場合は、薬事・食品衛生審議会の場で、第三相（フェーズ３）が始まっているのだから、その結果をみてみてから承認でもいいではないか、という旨の意見が出された。

審議会は、厚労省で開かれ、選ばれた委員は、あらかじめ厚労省から送られてきたＰＭＤＡの資料を読み込んで、承認してもさしつかえないかどうかを議論する。

治験第三相やるのだからその結果を持ってもいいではないか、ととれる発言をしたのは、宮川政昭という内科医だった。

宮川は、Ｇ47Δの審議会でもきわめて重要な発言をするが、光免疫療法のときには、こんな発言をしている。

「条件付き早期承認というようなことで、何をそこまで焦るのかなと懸念します。やはり客観

的な指標というのは非常に重要なので、局所制御ということは非常に重要なのですが、そのへんのところはしっかりとこれから検証していかなければと思いますのでよろしくお願い申し上げます」

宮川によれば、楽天がやっている療法ということで、審議会の前に、承認しても当然だ、というプレッシャーがあったといい、だから逆に資料を読み込み、この発言になったのだという。

この宮川の発言をうけて、２０２０年９月８日に厚労省の医薬・生活衛生局医薬品審査管理課が下した「承認」の結論には、フェーズ３の有効性および安全性の結果について「医療現場に適切に情報提供すること」との条件がついた。

こうしてＢＮＣＴに遅れること６カ月で、光免疫療法も、局所進行再発頭頸部がんでの承認がなされ、実治療に使われだしていくのである。

両者ともに、８年間は、照射をおこなったすべての例について当局に報告を義務づけられていた。

証言者・取材協力者・主要参考文献

小林久隆、三木谷浩史、林利充、宮川政昭

「アキャルックス　審査報告」１と２　ＰＭＤＡ　２０２０年８月18日、19日
「アキャルックス　審議結果報告書」２０２０年９月８日
「ＢＮＣＴ　審査報告」１と２　ＰＭＤＡ　２０１９年12月27日、２０２０年２月５日
「ＢＮＣＴ　審議結果報告書」２０２０年３月３日

第17章　ＢＮＣＴ膠芽腫治験フェーズ2

一年生存率79・2パーセント、全生存期間18・9カ月。ＢＮＣＴは膠芽腫のフェーズ2治験でも圧倒的な差をつけたと思ったが、シングルアームの患者背景という問題を指摘される。

膠芽腫を対象にしたＢＮＣＴの治験第二相（フェーズ2）は、２０１６年2月から２０１８年6月にかけて次の三施設で行われた。

大阪医科大学、国立がんセンター、南東北病院。

大阪医科大学の患者は、熊取の京大原子炉実験所にそなえつけられた三菱重工の加速器第一号で照射がなされ、国立がんセンターの患者は、郡山まで移動をして、南東北病院で照射をうけたのである。

治験には各施設に治験担当医師がおかれ、三施設を束ねて全体を見るのが治験調整医師ということになる。大阪医科大学で准教授になっていた川端信司が治験担当医師になり、新しく大阪医科大学の中にできる関西ＢＮＣＴ共同医療センターの特務教授になる宮武伸一が治験調整医師となった。川端はこのノンフィクションの第一章に登場している。宮武について２００２年1月の雪の日に大阪・熊取の原子炉実験所での照射に助手として立ち会った男だ。

この治験では、宮武の主張が受け入れられ、奏効率を評価項目にはおいていない。なぜなら、膠芽腫の場合、ＢＮＣＴ後の画像上の増大は、放射線浮腫による偽進行なのか、腫瘍の増大なのかわからないからだった。

そのかわりにおかれた主要評価項目は一年生存率だった。これを国内のアバスチンの治験の一年生存率34・５パーセントと比べるという立て付けになった。

これはいわば妥協の産物ともいえた。こうすれば、治験の期間は短くて済む。照射から一年たった時点という区切りがあるからだ。

がんの治療法の承認の通常の目安とされるＯＳ（全生存期間）や病状の進行までの期間を示すＰＦＳ（無増悪生存期間）は副次的評価項目とされたのである。

しかし、この治験の設計で悩ましかったのは、偽進行に対して、アバスチンの投与を認めるか否か、ということだった。

宮武はアバスチンをあくまで、放射線浮腫の対策と考えている。しかし、海外では、抗がん剤として承認をされている。海外のフェーズ３までの治験結果ではＯＳは伸ばさないが、ＰＦＳについては、効果があるということが統計学的有意性をもって証明されていた。

ＰＦＳは、病気が進行しないでいる期間のことだ。これが伸びるということは、一年生存率についてはよいという方向に働く。

つまり、アバスチンを認めてしまえば、ＢＮＣＴが効いたのか、アバスチンが効いたのかわからない、という批判を招くことになる。

実際、ＰＭＤＡはそうした懸念を後に伝えることになるが、宮武は、放射線浮腫を抑えることは、患者のＱＯＬの意味でも、とても重要だと考えていた。

そういうわけで、治験のプロトコルには画像上の影が増大すればすぐにアバスチンを投与することが決められた。

一年生存率79・2パーセント

このＢＮＣＴの膠芽腫に対する治験フェーズ２の結果は、２０１９年６月には出ている。

宮武らが書いたこの論文の主張によれば、成績は次のようになる。

一年生存率、79・2パーセント。ＯＳは18・9カ月。ＰＦＳは0・9カ月だった。

この成績をアバスチンの一年生存率34・5パーセント、ＯＳ10・5カ月と比べると、圧倒的な成績を収めたと宮武は手応えを感じていた。

それは、ステラファーマの林利充も同じだった。

これで、フェーズ２で承認申請が出来て、承認までもっていけると心躍った。

大阪医科大学の宮武や小野も、頭頸部がんの承認がでた半年後には、膠芽腫でも承認がとれると楽観視していた。

ところが、ＰＭＤＡは承認申請をうけつけようとしなかったのである。

ＰＭＤＡは、まずアバスチンが効いたのか、ＢＮＣＴが効いたのかがわからない、という言い方をしてきた。

実際、27人の被験者のうち21名が、ＢＮＣＴ照射後、画像上で影が拡大したことで、アバスチンの投与をうけていた。これによって影は縮小したのだから、アバスチンは、放射線浮腫に効いたのだ、と主張したが、ＰＭＤＡ側は抗がん剤としての作用も否定できないのではないか、という言い方をした。

これに対しては宮武はこう反論をしている。

「ＢＮＣＴをうける前までに、患者はめいっぱいの放射線治療をうけている。アバスチンの抗がん剤での治験は、これに再発後アバスチンを投与するとどうなるかみたものだ。ここでは、ＯＳは伸びなかったのだ。ところが、ＢＮＣＴの場合、アバスチンを投与しているが、ＯＳは伸びている。ということはＢＮＣＴが有効性を発揮したということだ」

ＯＳを伸ばしたのはアバスチンかＢＮＣＴかということについては、これ以上はＰＭＤＡ側は言ってはこなかった。

しかし、それでも承認申請をうけつけない。

今度は、患者背景の問題を指摘してきた。

患者背景がよすぎるのではないかと。

ステラファーマの林利充は、それを聞いた時に梯子を外されたと失望した。一年生存率を主要評価項目におくことにＰＭＤＡ側も納得したではないか。

レトロスペクティブ調査

ＰＭＤＡの薬の審査は、ＢＮＣＴの場合、審査第五部で行っていた。抗がん剤などの審査をあつかう部である。

部長の下に審査役、チーム主任がいる。チーム主任の下に臨床、毒性や生物統計などの専門家がつき総勢16人ほどになる。これらのなかで製薬会社とやりとりするのは、チーム主任もしくは審査役だ。

当時の審査役は野中孝浩だった。審査役も薬を落とそうとしているわけではない。承認できればとも思う。しかし、審査五部であつかうのは再生医療等製品ではない。すくなくとも有効性の「確認」となるようなものがなければ難しかった。

そこで野中は、ステラファーマの林利充に提案をする。

「治験を行った大阪医科薬科大学、国立がんセンター、南東北病院で、膠芽腫の治療をした他の患者との比較をしてみてはどうだろうか？」

ランダム化比較試験ができない場合の次善の策で、レトロスペクティブ（振り返り）調査と呼ばれる。同じ病院で膠芽腫の通常の治療をうけた再発の患者と、治験でＢＮＣＴをうけた患者の事後の比較によって、たしかにＢＮＣＴのほうがよいということになれば、承認までもっていけるということだ。

南東北病院ではそうした患者はいなかった。大阪医科薬科大学では1、２名しかＢＮＣＴ以外の標準治療をうけた再発患者はおらず、最初、宮武はこれをしぶった。

しかし、それ以外に道はないということで、国立がんセンターで膠芽腫の治療をうけた背景の似た患者40名との比較をとることになった。

２０２１年6月に、開発部から臨床部長の林のもとに、国立がんセンターの40名のデータが上がってきた。

林は愕然とした。

ほとんど差がついていなかったのである。

ＢＮＣＴのＯＳは18・９カ月あったが、国立がんセンターの標準治療の患者も18カ月をうわまわっていた。ほんのわずかＢＮＣＴのほうの数字はよかったが、しかしそれは統計的な意味のあるものではなかった。

宮武には一カ月以内に対面でこの結果を伝えている。

最初データを見たときに宮武は憮然とした表情で「このデータは本当に正しいのか？」と林に聞いた。

「なんでがんセンターの数字がこんなにいいんだ」

国立がんセンターからのデータをまとめたのは、准教授だった川端信司だ。川端は２００２年１月の熊取での照射に初めて立ち会ってから、宮武と同様にＢＮＣＴにのめりこんでいた。

川端は、確かにＯＳ（全生存期間）での差はないが、しかし、予後の悪い患者の生存日数を伸ばしているではないか、とＰＭＤＡでの交渉で主張した。しかし、その予後の悪い患者にしても数例である。ＰＭＤＡ側は「そういうふうにはデータは見ていませんでした」とは面談の最後で言ってはくれたが結論は変わらなかった。

ランダム化比較試験をやるだけの資力はない

ＰＭＤＡは、レトロスペクティブな調査がうまくいかないのなら、ランダム化比較試験によるフェーズ3をやるしかない、という意見だった。

林の計算によれば、ランダム化比較試験をやるとすれば、50例、50例でわけるとして１００例は必要だった。そうすると10億円はかかるということだ。

ステラケミファの１００パーセント子会社だったステラファーマは、２０２１年４月に上場をしていた。フェーズ2までの治験費用４億円は、上場前だったので親会社が出してくれたが、上場した以上、ここから先は自社の資金繰りの中から治験の費用は捻出しなければならない。

そしてそもそも、ランダム化比較試験をやったとしても、結果は変わらないという可能性もある。

ステラファーマはランダム化比較試験のフェーズ3をやるだけの金がない、と宮武らに言わざるをえなかった。

しかし、宮武は諦めなかった。

「もっと、調査の対象を広げたらどうだ？　国立がんセンターは治験もやる医療機関だから背景のいい患者がたまたま集まった可能性もある。全国の病院に調査をひろげて似たような背景の膠芽腫の患者のデータを集めてそれと比較するというのはどうだ？」

そして、宮武は実際に自分のつてをたどって全国の病院に声をかけていき、５００例は集まるというメドはたった。が、そうなると、もとの治験の患者数が24例というのが効いてくるのである。統計的に意味のある数というと１０００例は集めないとだめだということになった。

ここで林は諦める。

林は、南東北病院には、郡山まで出向いて、理事長の渡邉一夫に報告をした。渡邉は脳神経外科医で、手術ではどうしても治せない膠芽腫をなおすために、震災の復興資金に応募をして、加速器をそなえたＢＮＣＴセンターをたちあげたことはすでに書いている。

渡邉は静かに林の報告を聞いたあとでこう言ったという。

「残念だ。だが諦めずに再起を期してほしい」

証言者・取材協力者・主要参考文献

林利充、野中孝浩、宮武伸一

Accelerator-based BNCT for patients with recurrent glioblastoma: a multicenter phase II study, Shinji Kawabata, Minoru Suzuki, Katsumi Hirose, Hiroki Tanaka, Takahiro Kato, Hiromi Goto, Yoshitaka Narita, Shin-Ichi Miyatake, Neuro-Oncology Advance, 2021 May 20

第18章　G47Δ、治験の内実

PMDAは、承認申請のあった薬の有効性が妥当であるかを検討して「審査報告書」を書く。そこにはG47Δの治験には問題があったため、評価項目は達成していないとあった。

日本の薬の承認は、承認申請のあとPMDAがチームを組んで審査をして審査報告書を書く。これが審査報告書の1だ。その後このPMDAの審査報告書を読んで外部の専門委員が審査報告書の2を書く。この1と2をもって、今度は、厚生労働省の薬事・食品衛生審議会で審議をするというたてつけになっている。

薬事・食品衛生審議会は医薬品第一部会、第二部会、再生医療等製品・生物由来技術部会などにわかれている。委員になるのは、外部の人間でほとんどが国立大学の教授か国立の研究機関の研究者だ。その中で異色の委員と言えるのが、日本医師会からの委員で、ここから選ばれている宮川政昭は、横浜の相鉄線天王町駅前にある医院の町医者だ。

宮川内科小児科医院の院長である宮川は、午前中は診察で地域の人々の内科の受診を医者としてさばいている。午後から、車で文京区にある日本医師会に出勤する。

宮川は、薬の承認について討議する三つの部会すべての委員になっているが、厚生労働省から送られてくる資料には必ず目を通している。

審議会は年4回だが、みっつの部会をかけもちしているので、月に一度はこの部会で審議をしていることになる。

宮川は自身を医者の落ちこぼれだと称している。慈恵医大に入学し、小児科医をめざしていた。

しかし、心根がやさしすぎた。

院生のときの臨床実習で、担当した生後数カ月の女の子の赤ちゃんは、カサバッハ・メリット症候群にかかっていた。

右肩の部分に血腫ができていたが、できることがなかった。療法がなかったのだ。医療で治せない。一緒にいるしかない。ただ、病室で泣いているしかない。かわいそうで、かわいそうで、この子を救うことができない医学とはどういうことなのか、と怖くなってしまった。

同級生の何人かは「子供が好きだから」とそのまま小児科の道を進んだ。しかし、宮川は「子供が好きだから」行けなかった。

薬理に転向をする。

ちょうどそのころ、東大から慈恵医大に薬理の新しい教授が着任した。その教室に入ることにした。そこには、慈恵医大でずっとトップの成績できた先輩が二人いた。

宮川は論文を書いても、教授に原型をとどめないまでに直されて「宮川先生、私は先生の真意がわかりません」と言われた。

研究室で一人ぽつねんとして涙を流していると、先輩のうちの一人が飲みにさそってくれた。

「宮さんバカだからなあ。でも宮さんがわかれば、誰にでもわかるということでもあるよね」

そう先輩が言うのを聞いてハッとする。

自分はわからないことをわからないままにしておくのはやめよう。疑問はとことんバカなりにつきつめよう、そして患者にわかりやすく説明できる、そういう医者になろうと思う。

バカはバカなりに、そうわりきってしまったあとは強かった。

慈恵医大に東急グループの総帥である五島昇が入院したときのことである。

五島が患者だと、他の先輩医師はカルテを持つ手が震えるくらい緊張をし、医者であるのに五島を「会長」と呼んでいた。

しかし宮川は違った。

「五島さん」と呼びかけて、自分の所見をはっきりと告げた。

「君はそうはっきり言ってくれるのか」

五島はそれで宮川を気にいり、主治医が助教授から宮川に変わってしまった。その助教授は後に教授になるが、ずいぶんと恨まれたという。

五島は、宮川が開業したあとも主治医として信頼をしていた。上野毛の五島の自宅から電話があると飛んでいって診察をしたりした。

そんな人物が医師会の理事になったので、他の国立大学の教授や研究者のように怖いものはなかった。

だから、楽天メディカルのアキャルックスの承認の審議会でも、ただ一人「国際治験のフェーズ3を待ってからでいいではないか」という趣旨の意見を言えたのだった。

審査報告書を読む

その宮川が、G47Δ＝デリタクトの審査報告書を読んだとき、目を疑ったのである。

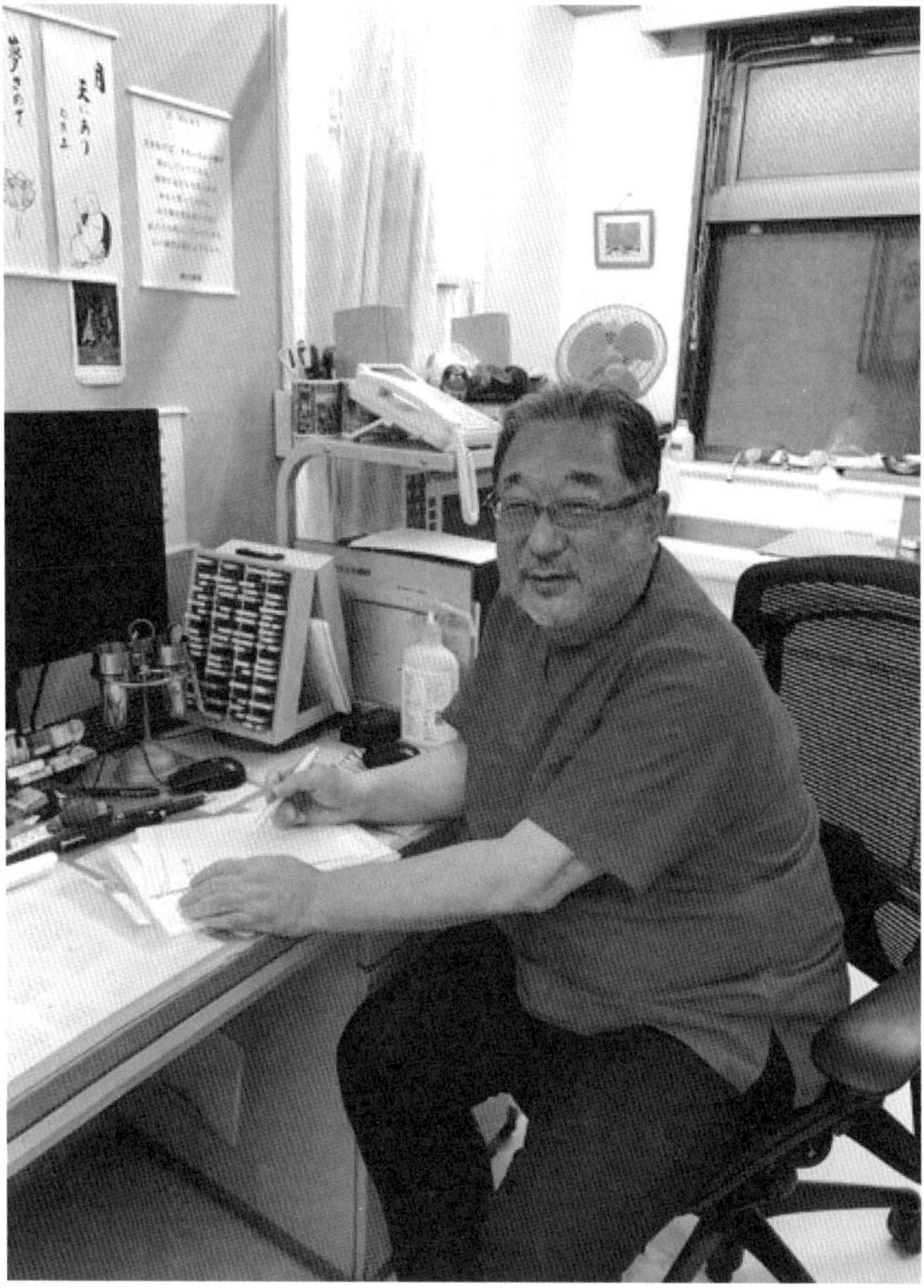

宮川政昭。横浜市保土ケ谷にある宮川内科小児科医院で午前中は地域の人々を診察している。

第一三共側つまり藤堂は、主要評価項目を一年生存率においていた。

藤堂は、一年生存割合の比較となる閾値を1980年から2001年に米国等で行われた臨床試験から15パーセントと設定していたが、「中間解析の対象とされた13例の一年生存割合の結果は92・3パーセント」とはるかに上回る数字だったために、早期有効中止の基準を満たしたとしていた。

つまり、13例までのデータがあまりによすぎたので、治験は早期に中止し、主要評価項目を達成したと主張していたのである。

ところが、それに対するPMDAの意見は、そもそもこの治験には問題があり、一年生存割合が閾値を上回ったことのみで、「有効性があると結論付けることは困難」（審査報告1）としていた。

その理由は比較対象となった海外臨床試験のデータは「20年以上前であり、現時点の本邦における医療実態を反映した閾値となっていない」（審査報告1）。

これは、当然だった。

1980年から2001年の段階では、テモゾロミドもアバスチンも医療現場に存在しなかったのである。それらが存在する現在では、一年生存率はもっと良いものだとPMDAは言っているのだ。

そして、審査報告書でPMDAが指摘する二番目の点が問題だった。

膠芽腫はIDH1の遺伝子の変異をもっていると予後がいいという報告は2009年にニュー・イングランド・ジャーナル・オブ・メディスンというインパクトファクターがもっとも高いジャーナルに報告されていた。

この変異を有する患者の割合は5パーセント程度であるということがわかっていた。

ところが、藤堂が行ったその治験では、この変異を有する者が、19人中6人つまり31・6パーセントも含まれているとPMDAは指摘していたのである。

これは、G47Δという藤堂の施設のみで行った治験19人の患者背景にバイアスがあったということを言っているのだった。予後のいい患者を多く治験に組み入れたと。

さらに衝撃的だったのは、シングルセンター、シングルアームの治験であることを指摘したうえで、「中間解析結果に基づいて解析対象が規定された可能性を否定できない」としていた点だ。

実は2018年6月14日のデータカットオフ時点で、「登録順に14例目の患者が死亡していた。（中略）。14例目の患者は中間解析から除外されている。しかしながら、中間解析の主要評価項目の解析は登録順に13例目までの患者を対象とするとの旨は、事前に治験実施計画書及び統計解析計画書に規定されていなかった」。

ここまで、審査報告書を読んだ宮川は、怒りのような感情がわきあがっていた。

こんなことがあっていいのか？

長期生存数例で有効性を推定

PMDAの審査報告書は、主要評価項目は達成されていない、と結論づけたあとに、他の有効性の評価項目についての評価に進んでいた。

ところが、他の評価項目もことごとく達成していないと結論づけていたのである。

ＰＦＳについても有効性を評価することは困難とし、さらに腫瘍縮小効果については、第一三共つまり藤堂が出してきた19例中完全奏効ゼロ、部分奏効1例という結果についても、部分奏効1例について画像の提出をもとめて確認をしてみると、「部分奏効であると評価することは困難である」。つまりフェーズ1同様、フェーズ2も奏効率はゼロだとしていた。

主要評価項目も、副次的評価項目も達成していないのなら、これを実臨床に保険収載のうえで届けるようなことがあっていいのだろうか？

そもそも、なぜＰＭＤＡはこのデリタクトという商品を審議会まで回してくるのか？

それについては、審査報告書の中にこう書いてあった。

治験19例の患者のうちに長期生存者が数名いるために「本品を膠芽腫に対する新たな治療選択肢として検討することは可能と考える」としていたのである。

これは言葉の遊びのようだが、たとえば有効性の「確認」が求められる審査第五部での審査報告書では、ＢＮＣＴや光免疫療法の局所進行再発頭頸部がんについて、「有効性は示された」とはっきり書いている。

しかし有効性の「推定」で条件付き期限付承認をしていい再生医療等製品では、そのようにＰＭＤＡが判断をしなくともいい、ということになる。

「臨床試験の基本がないがしろにされている」

宮川は再生医療等製品が、そうした基準をとっていたとしても、これでは承認すべき水準に達していないと考えた。少なくとも審議会の席上で疑問点を質そうと決意した。

薬事・食品衛生審議会の再生医療等製品・生物由来技術部会は、2021年5月24日、霞が関にあるイイノホール&カンファレンスセンターの4階、RoomBで14時から行われた。出席委員は総勢で17名。ここに、厚生労働省で新薬の承認をする部署の医療機器審査管理課課長の河野典厚や、医薬品の安全について監督する医薬安全対策課長が出席する。審査をおこなったPMDAからも出席がある。

コロナ禍が始まっていたので、会議はウェブ参加も可としたハイブリッドで行われた。

PMDAは、審査報告書に書かれてあるような子細は報告せず、治験は、「試験デザイン、閾値の設定等には問題があると判断をした」が、長期生存者が数名いることが確認できたので、「一定の有効性は期待できる」と出席した外部委員らにまず説明をした。

質疑の時間になった。

一人の委員がIDH1について聞いたが、しかし、これは治験でなぜ、こんなにIDH1の変異を持つものが多く入ったのか、ということを聞いたのではなく、市販後にも、全例調査のなかに、IDH1の有無について調べるのか、といった聞き方だった。

そのあとも細かな技術的な質問が続いた。

ようやく宮川が質問する番になった。

宮川は、データカットオフ時点で14例目が死亡していたにもかかわらず、それをいれずに一年生存率を計算していた点をズバリ突いた。

「当初より中間解析を実施する予定であったにもかかわらず、中間解析の対象患者の設定が、データカットオフ以降にも設定されているということで、いわゆる後付け解析というような印象も持たざるを得ないということなのですが、そうならざるを得なかった理由があるのかどうか」

それに対するＰＭＤＡ側の答えは審査報告書よりトーンダウンしている。

第一三共と藤堂側は、当初から13例目までを中間解析とするつもりだった。治験実施計画書及び統計解析計画書等にも適切にそのことを書いたつもりだということだ。そう断ったうえでＰＭＤＡ側はこう答えている。

「我々の方の審査として、明確にそのように登録順に13例というところが書かれているとは判断しきれない部分がありましたので、そのような計画上の記載の不備というところをここに指摘させていただいたということです。結果として、中間解析の全てのデータを使った解析等も確認し、今回の結論に大きな影響はないということは確認させていただいております」

これにたいして、京都大学医学部附属病院教授の永井洋士が「私から見ると（登録順に13例目ということは）きっちり書かれていると思います」と合いの手をいれ、第一三共＝藤堂側のかたをもつ発言をした。

ＰＭＤＡ側はこれに続ける形で、一年目までの時点で死亡するか治験から抜けるといった中止脱落者をどうカウントするかが、書かれていなかった点を指摘しただけなのだ、と答えている。

宮川は納得しなかった。

「そうなると、結局は、機構（ＰＭＤＡ）がそのように読んであげたという感じもあるのですが、そういう理由もなく学術的な臨床試験の基本というのがないがしろにされているというか、読み違えるというようなことがあります。それは、当該企業に対して何かペナルティを与えるとか、実際にそのようなことに関しては問題の指摘はないのでしょうか。すごく重大なところに入っているだろうと思うのですが」

　これにたいする審議会の席上でのＰＭＤＡ側の答えはこうだ。

「実際に実施されたのが医師主導治験でまず始まっているところもあります。途中からシーズに企業とマッチングをして開発がここまで来ているという段階です。もともとその時に、申請者がどこまでコミットしていたかというところも含めて定かではない部分があります。申請者に対して何かペナルティを、というところに関しては今のところ議論はしておりません」

　つまり承認申請をした第一三共は、医師主導治験にはかかわっていないから、ペナルティに関してはやりようがない、ということだった。

　厚生労働省の医療機器審査管理課課長の河野典厚がこうＰＭＤＡに助け船を出した。

「これは、医師主導治験として行われているものですので、計画の当初にこういうのがあったらよかったよね、という趣旨であれば、そこは申請者を通じてそのような意見がありましたということを、機構か私どもの方からお伝えさせていただきたいと思います」

　京都大学の永井洋士が再度、藤堂らの肩をもち「13例を対象に、死亡者も生存者も合わせて解析しているので、特に問題なかったと思います。先ほどの記載がなかったという点は本質的なことではなく、それをもって問題があるという類いのものではないと思います」とわざわざ発言をかぶせてきたこともあって、宮川の追及もそこまでだった。

　もともと、再生医療等製品については、国の承認を認めてもらわなければ困る、という空気を宮川は常に感じていた。しかも、委員の中で疑問をもっているのは自分だけだ。

　自分の発言が記録に残るだけで充分と考えた。

　議事を進行している部会長の合田幸広（国立医薬品食品衛生研究所所長）がまとめた。

「他に御質問、御意見等はありますか。よろしいでしょうか。そろそろ4時になりますので、議決を行います。再生医療等製品『デリタクト注』については、本部会として承認の期限を7年として、製造販売承認を与えて差し支えないものとしてよろしいでしょうか。御異議のある方は御発言願います。よろしいでしょうか。それでは、御異議はないようですので、そのように議決をさせていただきます」

このようにして、審議会は「承認を与えて差し支えない」として議決を厚生労働省に送り、G47Δ（デリタクト）は2021年5月24日、7年の条件及び期限付き承認をされることとなった。

この結果をうけて、テレビ朝日の「羽鳥慎一モーニングショー」やNHKの「サイエンスZERO」等で「画期的ながんの治療法が世界に先駆けてついに日本で承認された」と、華々しく報道がなされた。

が、審査報告書の中身について報道をしたメディアは皆無であった。

審査報告書を読んでいると、現場の審査官が、必死の思いで、その仕事の痕跡を残そうとしたことがわかる。

専門委員が入った審査報告書の2ではわざわざこう書いてあるのである。

〈長期SD（病状安定）もOS（全生存期間）と同様に被験者背景の影響を受けやすいため、様々な条件で絞り込まれたGD01試験の集団での結果は、本品の有効性を過大評価している可能性がある。

本品が悪性神経膠腫に対する新たな治療モダリティとなることへの期待はあるものの、現時点で得られている結果からは他の治療選択肢よりも優れた有効性が示されているとは言えず、製造販売後に実施される評価によって本品の有効性が明らかになる段階である。したがって、医療現場において本品の有効性に対し過剰な期待を持たれることがないように、GD01試験の成績を医療現場に適切に情報提供する必要がある〉

GD01試験とは、G47Δのフェーズ2のことだ。

そしてPMDAの審査報告1つまりPMDAの職員が書いた審査報告書には悲鳴のようにして次のような表記があるのが目を引く。

〈GD01試験における生存等の「Time to event」による評価は、患者背景等の影響を受けるため、外部対照との比較により有効性評価を行うことには限界がある。また、GD01試験は単施設で実施された臨床試験であることから、本品の有効性及び安全性は今後複数の医療機関で評価することが重要であり、そのための体制を速やかに構築する必要があると考える〉

つまりこの治験の内実について、第一三共は患者に過剰な期待をもたせないように、情報提供をしなければならないと専門委員は指摘し、PMDAは藤堂の施設だけでフェーズ2を行ったことへの危惧を表明し、実際の販売後には、他の施設での治療をすることで、このシングルセンターで行ってきたG47Δの有効性の再現性をとることが急務だとしていたのである。

「そのための体制を速やかに構築」することになっただろうか？

これがされなかったのである。

販売開始後も、藤堂具紀が教授をつとめる東大の医科学研究所の附属病院でしか治療ができない、という異常事態が続くことになる。

証言者・取材協力者・主要参考文献

宮川政昭、野中孝浩

「デリタクト注」審査報告(1)２０２１年3月16日

「デリタクト注」審査報告(2)２０２１年5月13日

IDH1 and IDH2 Mutations in Gliomas, Hai Yan, M.D., Ph.D., D. Williams Parsons, M.D., Ph.D., Genglin Jin, Ph.D., Roger McLendon, M.D., B. Ahmed Rasheed, Ph.D., Weishi Yuan, Ph.D., Ivan Kos, Ph.D., Ines Batinic-Haberle, Ph.D., Siân Jones, Ph.D., Gregory J. Riggins, M.D., Ph.D., Henry Friedman, M.D., Allan Friedman, M.D., David Reardon, M.D., James Herndon, Ph.D., Kenneth W. Kinzler, Ph.D., Victor E. Velculescu, M.D., Ph.D., Bert Vogelstein, M.D., and Darell D. Bigner, M.D., Ph.D. N Engl J Med, February 19, 2009

※デリタクト承認後に出版された藤堂の自著『がん治療革命　ウイルスでがんを治す』（２０２１年12月　文春新書）を読むと、一年生存率の「閾値」を15パーセントとおいたことについては「事前に規制当局と話し合い（中略）合意をしていました」と主張している。

第19章　推定承認の魔術

有効性の推定だけをもって承認をしていいのか？　ＰＭＤＡ内でも議論はわかれていた。他の治療法は、すべて被験者数４００人以上のフェーズ３で有効性を検証しているのだ。

野中孝浩は、ＰＭＤＡでそのほとんどのキャリアをがんの薬を審査する審査第五部で過ごしてきた。もともとカナダのトロントにあるオンタリオがん研究所というところでポスドクとして研究をしていた。がんの免疫療法をやっていたのだが、免疫細胞をとりだして増強して戻すというアプローチだったので、うまくいっていなかった。本庶佑がそうではなく免疫細胞から逃れているがん細胞をＰＤ－１抗体を使って見つかりやすくするという後の免疫チェックポイント阻害剤を開発するのは後の話である。

２００７年に当時できたばかりのＰＭＤＡに転職した。このＰＭＤＡにいる間に総合研究大学院大学に入り統計科学博士をとっている。

つまり、がんの仕組みについてわかり、統計学によって有効性を証明できたかどうかを検証するという審査官にとっては、最適の資質をもっていた。

この野中が、ＢＮＣＴも光免疫療法も審査にかかわったということになる。

２０２０年４月に大阪市立大学医学部の教授に就任、いったんＰＭＤＡを離れている。

野中は、再生医療製品等審査部にいたことはないが、Ｇ47Δについては審査報告書をこのように読み解いてくれた。

「これはこの報告書を書いた現場の人間が基本承認をしたくないと思っている。主要評価項目や副次的評価項目についての評価は、最後の三行までは、審査第五部と同じ判断。しかし、この最後の三行で、長期生存が一部存在することから〈本品の一定の有効性は期待できる〉と法律の『推定』にあわせてひっくり返している」

野中によれば、審査第五部から再生医療製品等審査部に異動した人間もおり、そうした審査官は、職業倫理から言って、当然、第五部時代と同じように薬を見る。

「審査を担当した人間にとって、承認がその後の専門家協議や審議会で認められないと汚点になる。にもかかわらず、審査報告にネガティブなこともきちんと書いているのは、書かざるをえなかったということなんです」

たった19人の治験で何がわかるか？

藤堂は後にネイチャー・メディスンにこのフェーズ2治験についての論文を発表している（2022年7月21日号）。

そこではIDH1のステータスについては治験の患者の受け入れの条件にはなかったとし、IDH1の有無は患者受け入れ後に調べたのだとわざわざ断っている。そして、藤堂の治験に入った19人の中で比較すると、IDH1の有無によって全生存期間もほとんどかわらなかったとグラフをあげて主張している。

これについては、そもそも10数例での比較で全生存期間が変わらなかったからと言って予後は変わらないとは言えないし、またＩＤＨ１のステータスについては、少なくとも患者受け入れ後には調べていることは変わらない。

　藤堂は、同じ論文の中で、「再発後の生存期間は、変異をもってももっていなくとも変わらないと報告されている」と、ニューロオンコロジー誌のジェイコブ・マンデラらの研究を論拠に主張している。しかしこのマンデラの論文を実際に見てみると、再発後の全生存期間で、一カ月近い差がある。そして膠芽腫と診断されてからの全生存期間においては、変異をもっているほうが圧倒的に長いということもこの論文は言っている。ＩＤＨ１の変異を持っていない膠芽腫の場合、診断からの全生存期間は21・95カ月であるのに対して、変異をもっていればこれが82・69カ月まで伸びる。

　ＰＭＤＡが審査報告書の中であげたニュー・イングランド・ジャーナル・オブ・メディスンの論文での調査でも、ニューロオンコロジーの調査でも、一年時点の生存率で、ＩＤＨ１の変異を持っている患者の一年生存率は、８割を超えるが、もっていない患者では６割を切る。

　調査した患者の数はニュー・イングランド・メディスンの方では１３８人、ニューロオンコロジーの方では３３０人。

　19人だった藤堂の医師主導治験では統計的確からしさを示すｐ値はつかないが、ニューロオンコロジーのマンデラらの調査では、ｐ値は０・０００１。ｐ値が０・05以下であれば、統計的有意性があるとみなされる。

　ＰＭＤＡの審査第五部にいた野中はこう言う。

「論文の場合、著者の主張なんです。ＰＭＤＡの審査は第三者がデータが真正かどうかもふくめて徹底的に見るわけでわけが違います」

当初、再生医療製品等審査部でG47Δの治験の相談をうけていた部長の佐藤大作は、「IDH1については調べるように藤堂先生には何度か言ったと記憶している」と私の取材に答えていることも付け加えておこう。

科学ではわりきれない

ＰＭＤＡの中でも、こうした再生医療等製品の承認の基準については、現在も議論がある。

ＰＭＤＡで審査第五部の審査役をつとめた野中孝浩は言う。

「医薬品の承認というのは、原則は科学によってされるべきですが、実際は『どこまでいっても科学ではわりきれない』というのが本当のところです。再生医療等製品の承認では『統計学はいらない』という話ですから。統計学にもとづいてやるべきだという意見も根強くあります」

整理をするとこういうことになる。

第三相で十分な数の被験者数でのランダム化比較試験にもとづくと、有効性は「検証」がとれた、とＰＭＤＡは判断する。これが通常の「承認」の条件だ。それが「条件付き早期承認」になると、検証ではなくとも確認がとれればいいということになる。なので、光免疫療法の局所進行再発頭頸部がんのようにフェーズ2の少数事例でも、腫瘍が縮小するということがはっきりと確認できれば、「患者のメリットになる」ということで、承認となる。

しかし、再生医療等製品の場合、検証でもなく、確認でもなく、「推定でいい」とされている。この「推定」とは何かということについては、ＰＭＤＡ内や厚労省内でもさまざまな議論があって定まっていない。

ＰＭＤＡは学会の動向などを注意深くウオッチしながら、「推定」の基準について考えていくことになるが、藤堂については、恐れのような感情がＰＭＤＡの中にもあった。

野中によれば、藤堂は、ありとあらゆるコネクションを使って承認のために手段を講ずる人という認識がＰＭＤＡの中にあったのだという。

実際、私も、たとえば、当時ＰＭＤＡの理事長だった近藤達也（故人）に藤堂が働きかけていたという話を、他の医者からずいぶん聞いた。近藤は、東大の脳神経外科の出身で藤堂と同門だ。これは事実だったようで、厚労省にいた森和彦は、近藤達也が「藤堂があおいっているんだけど、本当にそうなのかなあ。きっちりみなくちゃなあ」と森にこぼしていたという話を私にしてくれた。

また藤堂は、マスコミを使うのがうまい、ということもＰＭＤＡ内で共有されていた。

実際、ＢＮＣＴに比べると、圧倒的にメディアで好意的にとりあげられている。そうした報道では、かならず、国の制度的金銭的な後押しが必要だ、ということが強調されている。

２０２３年3月9日の日本経済新聞の報道はその典型だ。

がんのウイルス療法の市場は拡大するとしているその記事は、米国では治験がさかんであるのに対して日本は遅れているという趣旨の記事でその記事の終わりはこうだ。

〈日本は大学などの研究では世界をリードしてきたが国際競争は激しい。藤堂教授は「資金と制度の両面で国は支援を拡充してほしい」と訴える。一日の長を生かせるか。残る時間はあまりない〉

しかし、これまで見てきたように実態は逆なのである。

日本の承認制度ははるかに緩いゆえに、G47Δはかろうじて承認となったのだ。

たとえば、膠芽腫の抗がん剤で世界的に承認をされているテモゾロミド（商品名テモダール）。海外の治験では、放射線単独療法を286例、テモダールと放射線療法の併用を287例やって、OS（全生存期間）を2・5カ月延長したという結果が出ている。

この海外の治験データをもとに、日本での承認の作業をした元厚生労働省の「ミスター新薬審査」の森和彦はそうした経験があったので、デリタクトの承認については批判的だった。

日本では2013年に膠芽腫に対して承認をされたアバスチンでも、第三相治験を432名の再発患者を2対1にわけるランダム化比較試験で行っている。比較対照群はロムスチンという薬を投与されたが、病気が進行しない期間であるPFSで4・2カ月と対照群の1・5カ月に差をつけたものの、OS（全生存期間）では変わりはなかった。これをもって米国では2009年に承認をしたが、日本ではOSが伸びていないということで承認をしなかったのを、日本での安全性治験も行い、2013年に承認されたのである。

ウイルス療法は特別なのだろうか？　そんなことはない。

悪性黒色腫で、米国で2015年に承認を取得したアムジェンのイムリジックというヘルペスウイルスの遺伝子を改変したものも、436人のランダム化比較試験でフェーズ3を行っている。これは奏効率を主要評価項目におき、イムリジックでは奏効率が、16・1パーセントだったが、比較対照群では2・1パーセントだった。OSに差はつかなかったが、米国では承認した。しかし、日本では承認されていない。

ネイチャーが再生医療等製品のトラックを日本でつくったときに、するどく批判しているように、そもそも19例のフェーズ2で、承認をし、実臨床にもっていくことなど、海外ではありえない。

証言者・取材協力者・主要参考文献

野中孝浩、佐藤大作、森和彦

Intratumoral oncolytic herpes virus G47 Δ for residual or recurrent glioblastoma: a phase 2 trial, Tomoki Todo, Hirotaka Ito, Yasushi Ino, Hiroshi Ohtsu, Yasunori Ota, Junji Shibahara & Minoru Tanaka, Nature Medicine, 21 July 2022

Talimogene Laherparepvec Improves Durable Response Rate in Patients With Advanced Melanoma, Robert H I Andtbacka, Howard L Kaufman, Frances Collichio, Thomas Amatruda, Neil Senzer, Jason Chesney, Keith A Delman, Lynn E Spitler, Igor Puzanov, Sanjiv S Agarwala, Mohammed Milhem, Lee Cranmer, Brendan Curti, Karl Lewis, Merrick Ross, Troy Guthrie, Gerald P Linette, Gregory A Daniels, Kevin Harrington, Mark R Middleton, Wilson H Miller Jr, Jonathan Zager, Yining Ye, Bin Yao, Ai Li, Susan Doleman, Ari VanderWalde, Jennifer Gansert, Robert S Coffin, Journal of clinical oncology June 22, 2015

IDH1 and IDH2 mutations in gliomas, Hai Yan, D Williams Parsons, Genglin Jin, Roger McLendon, B

Ahmed Rasheed, Weishi Yuan, Ivan Kos, Ines Batinic-Haberle, Siân Jones, Gregory J Riggins, Henry Friedman, Allan Friedman, David Reardon, James Herndon, Kenneth W Kinzler, Victor E Velculescu, Bert Vogelstein, Darell D Bigner, N Engl J Med, 2009 Feb 19

Impact of IDH1 mutation status on outcome in clinical trials for recurrent glioblastoma, Jacob J. Mandel, David Cachia, Diane Liu, Charmaine Wilson, Ken Aldape, Greg Fuller & John F. de Groot, Journal of Neuro-Oncology, 07 June 2016

AVASTIN PRESCRIBING INFORMATION 01 2021

第20章　直訴状と直談判

宮武伸一はどうしても納得できなかった。なぜ、ほぼ同じ成績であるのにBNCTは承認申請を受け付けてもらえず、G47Δは承認となるのか。理事長宛に直訴状を書くことを決意。

私が最初に宮武伸一に会ったのは、2021年9月16日のことだ。

4カ月前に、藤堂具紀のG47Δ＝デリタクトが承認されている。

宮武のやっていたBNCTは、膠芽腫では申請をうけつけてもらえていない時期だ。国立がんセンターの同時期の患者40名との比較をしたが、有意差がつかず、これを全国の病院に広げて比較をしようと、各病院に連絡をとっている時期だった。

宮武は、治験の成績がほとんど同じにもかかわらず、G47Δのみが承認をされていることにショックをうけていた。

PMDAからは、ランダム化比較試験によるフェーズ2のやり直し（つまりフェーズ3）を示唆されている時期でもあった。もしランダム化比較試験になれば、対照群は、ベストサポーティブケアといって主治医が最良と思う治療法を行うことになるが、宮武は「デリタクトとの一騎討ちになる」と語気を強めて私に言った。

が、ランダム化比較試験自体、ステラファーマは資金がなく、できないという判断だったことはすでに書いている。

宮武はなぜ同じ成績であるにもかかわらず、デリタクトが承認され、ＢＮＣＴが承認されないのか、納得がいかなかった。

承認後も患者を選んでいる?

そしてデリタクトの承認から一年近くがたった。

デリタクトは承認はされたにもかかわらず、第一三共は、藤堂のいる東大の医科学研究所にしか薬をおろしていない、という異常事態が続いていた。第一三共側は、「供給体制が整わないため」という理由をあげていたが、宮武のいる大阪医科薬科大学（２０２１年４月に大阪医科大学が合併により名称変更）は、第一三共のＭＲを通じて説明をもとめた。

ここで、ＰＭＤＡの審査報告２を思い出してほしい。

ここには、「医療現場において本品の有効性に対し過剰な期待を持たれることがないように、ＧＤ01試験の成績を医療現場に適切に情報提供する必要がある」とあった。

つまり、医療現場から求められれば第一三共は、デリタクトのフェーズ２について説明をしなければならなかった。

宮武らの狙いはそこにあった。

第一三共側で出席したのは、開発プロダクトマネージャーの肩書を持つ人間だった。大阪医科薬科大学のほうからは、宮武や小野が出席している。

治験の詳細に関しては、スライドをさっとみせられただけで、プリントで配布はされなかった。

しかし、そうした説明の中でも宮武にとっては、愕然とする発見もあった。ＢＮＣＴの治験の場合、24人の症例は、すべて再発例のみだった。しかし、デリタクトの19人のうち再発例は10人しかおらず、あとの９例は「腫瘍残存」つまり手術をしたがとりきれなかった初発事例だったのだ。

これでは、一年生存率やＯＳがよくなるのは当然ではないか。

第一三共は、説明の中で、現在の供給量について東大の医科学研究所におろしている量の倍はつくれていると言った。それならば、大阪医科薬科大学にも使わせてほしいと思ったが、これはしないのだという。

脳神経外科の膠芽腫の患者のなかには、臨床試験の扱いでもＢＮＣＴの照射には適合しないケースがある。なので、そうしたケースは東大に紹介をしてデリタクトの治療を受けさせてもらうようにしてほしい、という要望もした。

しかし、これは実際に東大の医科研に佐賀からの患者を紹介したらば、「診断が一カ月先になる」という答えだった。膠芽腫において一カ月は致命的な長さである。佐賀の患者は大阪医科薬科大学に紹介された時点で、再発し、重篤な状況だった。他にも二名の患者に紹介状をかいたが、いずれもデリタクトの施術は受けられなかった。

宮武は藤堂が条件付き承認後も患者を選んでいるのではないかと疑っていた。

デリタクトは７年後には、２５０例の実施例を集め、デリタクト以外の方法で治療をした５００例とのレトロスペクティブな比較調査で、統計学的に有意に有効性を示さなければならない。それが、「条件及び期限付き承認」の条件だ。

その再審査の際にも、東大の医科研で選んだ患者だけでデリタクトの群をつくろうとしているのではないのか。

直訴状を書くなら個人としてやれ

宮武は、ＰＭＤＡの理事長の藤原康弘に、「公平な審査をお願いしたい」という手紙を書くことを思いつめる。

この手紙は直訴状とも言える。宮武は、学内で理事長や京大の原子炉実験所の教授から大阪医科薬科大学関西ＢＮＣＴ共同医療センターの所長になっていた小野公二に、こういう手紙を書きたい、と会議で提案をしている。

小野は、そもそもこちらは、通常のトラックで審査をしており、デリタクトは再生医療等製品でトラックが違うので、やむをえないと考えていた。にもかかわらず、理事長に手紙を送ってもそもそも無駄だ。何の得にもならないと考えていた。

なので、宮武に、

「手紙を書くのなら、個人の手紙として出してくれ。大学としてはこういう手紙はだせない」

と言い渡している。

小野は、物事は荒立てることでは動いていかないと考えていたのである。

ステラファーマの林利充も反対した。

宮武は再生医療等製品のデリタクトをみとめているのだから、こちらもみとめろという論法だったが、林は制度のことを言われてもこちらとしてはやりようがないと考えていた。制度は所与のもので動かせない。それをのりこえていくのが自分たちの仕事だと考えていた。そう宮

加速器BNCTとデリタクトの治療成績の比較
（どちらも「さきがけ審査」指定品目）

	JG002（加速器BNCT）	GD01（ウイルス製剤、デリタクト）
対象疾患	再発膠芽腫(GBM)	再発膠芽腫(GBM)
症例数	24（再発例のみ）	19（再発例10、腫瘍残存9例）
全生存	18.9 (12.9-23.4) M	20.2 (16.8-23.6) M
2年生存率	33.3% (8/24)	31.5% (6/19) ※
腫瘍体積	中央値：7.3 cm^3	3年生存は3cm^3以下 ※
承認根拠	OSに関しては多変量解析で対照群と有意差なしとの判断	PMDAが条件付き承認した根拠はlongSDが数例存在したことのみ
画像評価	評価対象にしていない	画像診断を判断根拠にしている（審査報告書より）

※ 発表論文より

以上の比較より、デリタクトと同じ基準での審査をお願いしたい

宮武がＰＭＤＡ側に示した比較の表。

武に伝えたが、「個人としてその思いをどうしても伝えたい」と宮武は譲らなかった。林もやむなく、「個人としてやってください」と黙認をすることになる。

結果的にはその手紙がきっかけとなって、ＰＭＤＡ側との協議がもたれることになった。コロナ禍のさなかであったため、ＺＯＯＭで行われたが、小野やステラファーマの林もその協議に参加する。ＰＭＤＡ側は厚生労働省医薬・生活衛生局医薬品審査管理の課長補佐から２０２２年６月にＰＭＤＡの新薬審査第五部長になったばかりの柳沼宏が出席した。

柳沼は、厚労省側で、再生医療等製品の審査を管轄する再生医療等製品審査管理室長だったこともある。

宮武は、パワーポイントでデリタクトとＢＮＣＴのフェーズ２を比較した表をつくってきていた。

このころには、藤堂のネイチャー・メデ

ィスンの論文が発表されており、これを使ったうえの比較だったが、全生存期間は、BNCTが18・9カ月、デリタクトは20・2カ月、2年生存率ではBNCTが33・3パーセントで、デリタクトの31・5パーセントを上回っていた。そしてなによりも宮武が強調したかったのは、デリタクトは長期生存が数例あった（実際には3例）ことをもって承認をされていたが、それだったらばBNCTも2例の長期生存がある。これで承認をしてもいいではないか、という思いがあった。

宮武は、比較の表を共有したうえでこう訴えた。

「再生医療だから特別扱いというのは納得できない。同じ病気なのだから同じ基準でやらなければおかしい」

勇む宮武に対して柳沼は制度面をたんたんと説明をし、BNCTは再生医療等製品ではないので、「有効性の確認」が必要なのだ、ということを繰り返すのみだった。

PMDA側との協議は三回行われた。しかし、議論は平行線だった。

官僚としては法律によって、その基準が「推定」と「確認」に分かれているのだから、それを粛々と守って、第五部ではあくまで有効性の「確認」を求めるという姿勢にかわりはなかった。

しかし、制度面での矛盾はないのだろうか？

推定で承認をされたデリタクトは、審査報告では、承認後には複数施設での治療の実施をすることで、シングルアームのシングルセンターできていた治験の再現性を確認することが急務とされていた。しかし、承認後2年以上をすぎても藤堂のいる東大の医科学研究所でしか治療をうけられない状態が続くのだ。

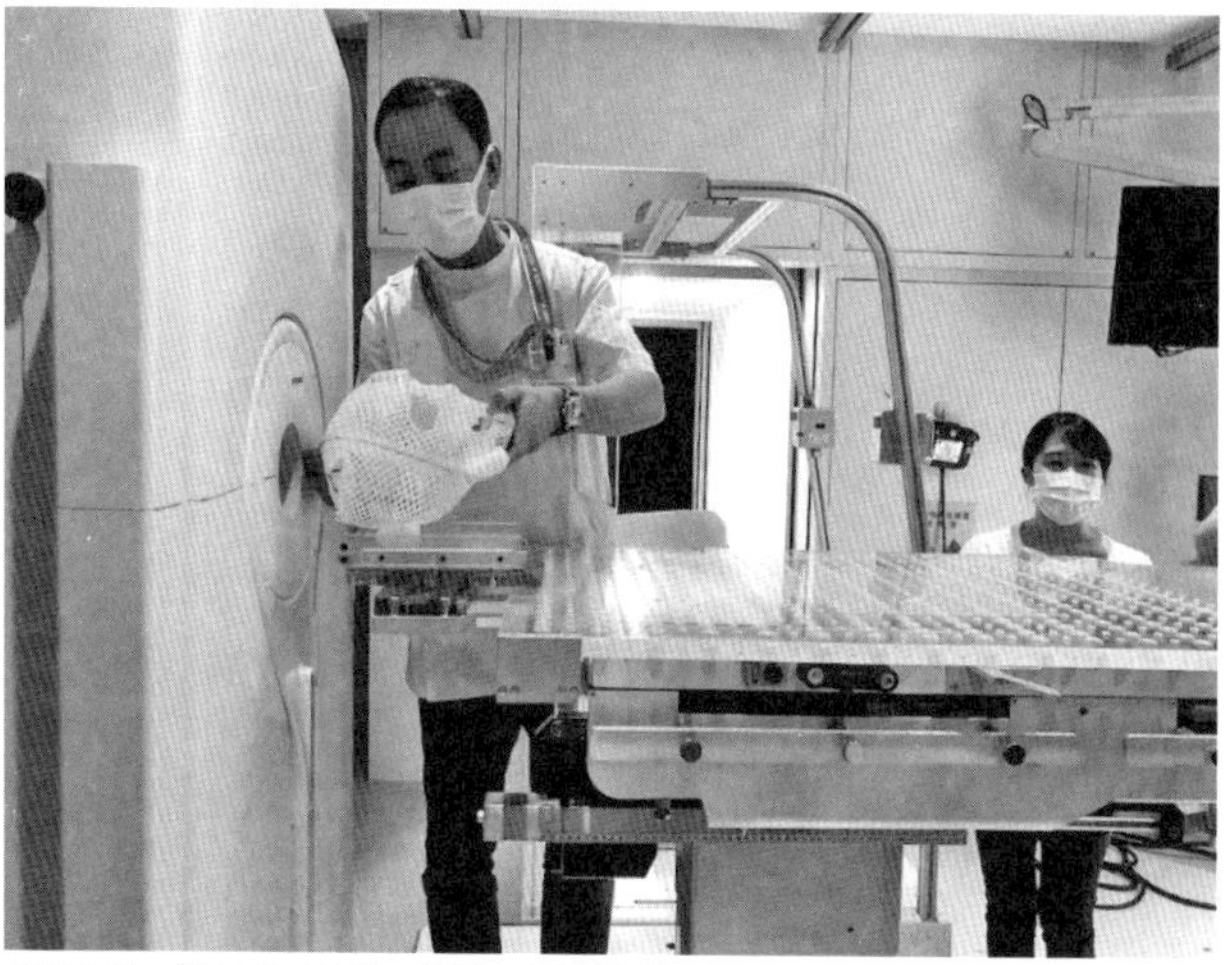

大阪医科大学には住友重工業製の加速器がそなえつけられた関西ＢＮＣＴ共同医療センターが発足、2020年6月から局所進行再発頭頸部がんの治療を始める。

証言者・取材協力者

宮武伸一、小野公二、川端信司、林利充

第21章　G47Δ製造の責任者に聞く

なぜ東大の医科研でしか治療ができないのか？　G47Δの製造権をもっているのはデンカだ。
第一三共でG47Δのプロジェクトを推進し、デンカへ移籍した佐藤督に聞く。

藤堂具紀には都合三回取材を申し込んでいる。２０２２年9月3日の二度目の申し込みの手紙には、

〈デリタクトがなぜ承認後1年3カ月たっても、東大の医科研以外では使えないのかについても話を伺えないかと思っています。

膠芽腫の患者とその家族にとっては、保険収載をされたデリタクトによる治療が、なぜ東大の医科研以外ではできないのかは大きな関心事です〉

と尋ねていた。

その際にもまったく返答はなかった。

ところが、その二カ月ほどあとに月刊文藝春秋誌上に発表された藤堂の論文「世界がうらやむ日本のウイルス製剤」には、わざわざその点について、ついた薬価が安すぎるために、第一三共の販売のモチベーションが下がり、東大医科学研究所附属病院にしか卸していないと藤堂は主張していた。

確かに１４３万円という薬価は安いと、私が取材をした他の大手製薬会社のがん担当の役員

も言っていた。が、しかし「第一三共のような一兆円を超える売り上げのある製薬会社が、たとえ薬をうればうるほど赤字になるとは言っても、そうした理由で薬を卸さないということはありえない。だって保険収載されているということは、必要とする人がその薬を使えるために保険収載しているんですから」とのことだった。

国立がん研究センター脳脊髄腫瘍科の科長である成田善孝は、2022年7月8日の私の取材にこう答えている。成田は、デリタクトの承認の際の審議会で参考人として出席をし、テモゾロミド（テモダール）とアバスチン以外には「承認されているものはありませんので、そういう意味で今回のウイルス治療というのには期待したい」と発言した医者でもある。

「デリタクトは承認はされたが、製薬会社のほうで供給ができないというので、みんな困っている。今は藤堂先生のいる医科学研究所だけで治療を行っているが、患者を紹介しても、適応となって投与になった例はない。薬が限られているなか、患者をコントロールしている。文章にすると、患者を選んで投与している、ということになるが、しかし、適応基準に入っている例もはずしているかまではわからない。

確かに私にも、第一三共は、東大の医科学研究所でつかっている倍の量の供給はあるといっています。なので、全国の東大や京大、阪大、九州大学など、拠点になる病院だけにでも供給をすることにすれば、と言ったんですが、それだと、必要なところには、すべて売るという前提に反するからできない、ということでした。

メーカーによれば、今年の11月には供給体制がととのう、とのことです。今第一三共の担当の人はしょっちゅう謝りにきている。

東大の医科学研究所でつかっている倍の量といっても数十人ですよ。100人くらいの患者に投与する量しかつくれていない。なぜ、つくれないか、取材してくださいよ」

この年の11月になっても、供給体制はととのわず、それどころか、2023年をすぎても、東大の医科研以外には薬は卸されなかった。

大阪医科薬科大学の川端信司は、2022年の秋に、第一三共のMRに「とにかく西日本に一拠点だけでもいいからつくってくれ」と頼んでいる。年明けには「検討したい」と言っていたが、結局、西日本の一施設だけにでも供給という案は実行されなかった。

このノンフィクションの冒頭に出てくる朝日新聞記者の桂禎次郎の覚醒下手術を行った岩立康男は、千葉大学にいた時代に担当していた患者が、文藝春秋の記事をコピーしたものと藤堂の新書をもってきて、「どうしてもこれをうけたいんです」と言うので紹介状を書いたことがある。

まさか受け付けてはくれないだろうと思って紹介したが、この患者は受け入れられた。

「この人は、IDH1の変異があって、しかも最初の手術をして10数年生存している人でした。ゆっくりと腫瘍が再発している気配があるというケースです。この人を通してくれたんで、驚きました」

第一三共は岩立のいた千葉大学にも「うまく薬剤ができない」という理由で薬を卸していなかったという。

「使い捨ての資材が手当てできない」

第一三共は、「デリタクトの取材や記事は現在、第一三共から出すことについて全てお断りしており、対応できない状況です」と断ったうえで、東大医科研附属病院でしか治療がされていない問題についてだけこう答えてきた。

「現在デリタクトは出荷可能なバイアル数が極めて少なく、複数の施設へ供給を行うことが困難なため治験実施施設（東大医科研附属病院）のみで使用可能となっており、早期に安定的な供給体制を整えるよう努めております」（2022年3月18日付け下山宛メール）。

なぜ、出荷可能なバイアルが極めて少ないのか、この広報担当者にあらためて電話で尋ねると「藤堂先生との契約があって答えられない」とのことだった。

第15章で説明をしたように、藤堂は、G47Δの製造権自体は、2015年5月に、デンカという化学会社にライセンスアウトしている。つまり、第一三共は、デリタクトを自分たちで作れるわけではなく、デンカに発注をしてつくる必要がある。

そのデンカからの入荷が極端に少ないということになる。

私は鍵を握る佐藤督《おさむ》に直接、なぜデリタクトは東大の医科学研究所にしか卸されていないのか、を聞くことにした。

佐藤督はすでにこのノンフィクションに登場している（第10章、第15章）。第一三共のなかで90年代から腫瘍溶解性ウイルスに注目し、藤堂に2011年に出会ってからは、社内唯一人の理解者として藤堂をバックアップし、社内でG47Δをとりあげるよう奔走した。佐藤の上司である古賀淳一が「難しい藤堂先生も佐藤だけには一目おいていた」という人物である。佐藤は、第一三共がG47Δを承認申請することを決めたあと、このプロジェクトの責任者だった。

佐藤によれば、事実経過はこうだ。

承認申請にあたって臨床のデータは第一三共が、製造の工程を確認するCMC（Chemistry, Manufacturing and Control）はデンカが担当となった。

ところが、いつまでたっても3ロット継続して製造することができない。第一三共としては、できるだけ早く申請をしたかった。

佐藤は20人の社員をつれてデンカに出向をし、製造をみることになった。

佐藤は次第にデンカの仕事が増えていったことで、デンカの社長と第一三共の社長が話をして、２０２２年11月末にデンカに転籍することになった。

私が取材をした２０２３年5月現在での肩書は、G47Δ事業統括でありG47Δユニット長ということになる。

――なぜデンカでは、ウイルスをつくれなかったのでしょう？

「当時はアムジェン以外に商用の改変ウイルスを大量生産しているところというのはなかったんです。藤堂先生が実験室でやっていた方法を教えてもらって、大規模で再現しようと思ったがなかなかできない。たとえば、フラスコでやったらば均一性がとれるところ、１００リットルの規模でやろうとすると均質にならない。そうするとそのあとの精製の過程がうまくいかない。バイアルにたいして薬液をいれるのがうまくいかない。そういうのをひとつひとつかたづけていっても今だに残っている」

――今もつくれないのはどういうわけですか？

「今はほとんど資材の問題です。使い捨ての資材の手当てがコロナワクチンの需要を最優先するという各国の事情で難しくなってしまった。２、３カ月で納品されていたものが、一年たっても入ってこない。１００くらいの部品が必要なのですが、そのうちの10や20の工程の資材が手当てできない。バッグとかチューブとかそういうものです。また不良品も多い。無菌性が使い捨て資材のいいところなのですが、納品されたものにシールがはがれていたりとか、ひどい。今でも頭がいたい」

――月刊文藝春秋では、藤堂先生は、薬価が低くつきすぎたので、つくればつくるほど損になるので、第一三共が供給していない、ととれる表現をしています。

「そんなことはないと思いますよ。勘違いされていると思います。

おそらくこういうことではないですか？

第一三共の営業は最初先生に『先生、この薬そんな売れませんよ』と言っているんです。先生はびっくりして激怒していました。営業の言い分としては、脳神経外科の先生たちに話をしていったらば、『まだ有効性が充分にわかっていないものを使えないよ。もっと症例がつみあがったところで検討する』という声がほとんどだった、と言うんです。

で、先生としては、それは言い訳で本当は、つくればつくるほど損するからつくらないのではないかということを薬価の話も別で聞いていていてむすびつけてしまったのではないですか。私は薬価の交渉には参加していないので、どうしてその値段がついたのかはわかりません。でも、私もずいぶん安いなあ、５００万円くらいもらえるのかなあと思っていましたから。

で、２０２２年の5月くらいには営業の人たちは、『東大の医科研はしかたないが、他のところは、特定のところだけをというわけにはいかない。注文に応えられるような生産体制がとれるようになってからやろう』ということでした」

「デンカの責任です」

2023年5月にはすでにコロナ禍は沈静化している。にもかかわらず、使い捨て資材の手当てが難しいと佐藤は言っていたが、他の製薬会社の役員に聞くと笑いながら、「そんなことはないでしょう。もしそうだとしたら抗体薬をつくっているところなんかも、ぜんぶ薬剤の供給ができないということになる」。

佐藤は、2023年の5月時点で東大の医科研で治療した人数を「100人はいっていないぐらいの数」とみていた。「投与を始めて5カ月で6回投与をしなければならないから、月にあつかえる患者の数はせいぜい5人から15人」

だが、2年で100人弱とすれば、7年後の再審査の際に必要な250人の症例は東大の医科研だけでまかなえることになる。

――治験のときからずっと藤堂先生のところでしかやっていないことになりますね。シングルセンターです。

「そうですね。それは私も問題だと思っています。なので供給できるようになったらば他施設にもすぐに供給したいと思っています」

――一年前にも、第一三共の広報の人は同じことを言っていましたが。

「状況は一年前と変わっていないんです。一年前は発注してもこなかったのが、いまはくるのが遅い。そして不良品がびっくりするほど多い。バッグやチューブやコネクターなどです。抗体薬やワクチンでも使います」

——しかし、がんの抗体薬が足りなくなったという話は聞きません。

「他社のことは知りません」

——デンカは製造について責任をもちそのデンカでのG47Δの責任者は佐藤さんですよね。で、第一三共には責任はない？

「一義的にいうと私が責任者です。第一三共に責任がないわけではありません。薬機法上の責任は、第一三共にある。しかし、ビジネス上でいえば、彼らには製造権はないので、お恥ずかしい話ですが、デンカの責任ということになります」


「申し訳ないとしかいいようがない」


ついで私は、佐藤がG47Δの治験の結果をどう考えているのかを聞いた。

——これは、PMDAの審査報告書です。これによれば、そもそも主要評価項目として設定された一年生存率を達成していない、と言っています。

「間違っていますね。専門委員の先生は間違っています」

——しかし、これはPMDAが書いた文書です。

「PMDAは専門委員のアドバイスにもとづいて書いている」

私は、PMDAが一年生存率を達していないとした理由みっつを佐藤にあげていった。

生存率の閾値としてとった値が古すぎて低すぎたこと。

中間解析のデータカットオフ時点の前に14例目の死亡があったにもかかわらず、それをいれずに一年生存率を計算していたこと。藤堂側は13例目までをもって中間解析をするとしていたというが、しかし、事前の治験実施計画書、統計解析計画書にはその旨が記されていなかったこと。

予後がいいとされるIDH1変異の患者が、31・6パーセントも組み入れられていたこと。

「だから主要評価項目を達成したとはいえないというのがPMDAの結論です」と私が言うと佐藤はこう反論した。

「もともとPMDAに事前に相談して治験はやっているんです。（PMDAは）内部では違うことを言っています」

――PMDAの審査報告書はあきらかに患者選びにバイアスがかかっていると言っています。しかも、現在も医科研でしか治療が行われていないんです。つまり現在も患者を選んでいる可能性がある。

「そんなこと当事者の人たちは思っていませんよ。今のままじゃ困ると。第一三共の営業にだって聞いてくださいよ。多くの先生に使ってほしいと言うはずですから。藤堂先生だってそうですよ」

――しかし、他の病院から患者を医科研に紹介しても断られています。

「それはこれ以上受け入れられないということですよ」

――再現性がとれていないということですよね。

「何の再現性ですか？　言う人はいると思いますが、藤堂先生は、医師に対してデリタクトを施術する講習会もやっているんです。5回くらいやっています」

――それは承認の前の話でしょう？

「承認の前からやって、販売開始の直前までです。多くの人に使ってもらいたいと思っている」

佐藤はここで「デンカとしては新しい製造ラインもつくって大増産するということは決めてそれはプレスリリースもしている」と主張した。

たしかに、２０２３年4月12日に、デンカは、「がん治療用ウイルスG47Δの事業基盤強化と将来を見据えた供給力増強を目的として、約１２０億の戦略投資を決定」というリリースを出している。

これは、佐藤が駐在するデンカの五泉事業所新潟工場（新潟県五泉市）に、製造設備の増強と既存製造棟建屋の改修のために１２０億を投資するということだ。

ただ、その竣工時期を見てみると「第一段階が２０２５年度末（予定）、第二段階が２０２７年度下期（予定）」とある。

G47Δ（デリタクト）の再審査は２０２８年6月にある。つまりこの「供給力増強」は、「条件及び期限付き承認」の期間には間にあわないということになる。

となると、やはり再審査は、東大の医科研だけで集めた症例だけで受けるつもりなのだろうか？

「ご指摘はごもっともです。現在もシングルセンターのままで、再現性はとれていないじゃないかと言われれば、他で市販されていないので反論する材料はこちらは持っていない。申し訳ないとしか言いようがない」

佐藤は、G47Δの供給がいつ始まるかはわからないとしながらもこうも強調していた。

「藤堂先生は気難しい面倒くさいという面を否定はできない。しかし、何よりもウイルス療法で患者を救いたい、この療法を実現したいという情熱、そのためのエネルギーをまったくいとわないところは超がつく敬意を私は持っています。そういうところに私は魅力を感じていますす」

証言者・取材協力者・主要参考文献

成田善孝、岩立康男、佐藤督

他に第一三共以外の大手製薬会社の研究開発部門の人間に話を聞いている。

「世界がうらやむ日本のウイルス製剤」　藤堂具紀　文藝春秋　２０２２年12月号

第22章　治療の拠点を増やす

藤堂のいる東大医科学研究所でしか治療のできないデリタクトとは違い、楽天メディカル光免疫療法はできるだけ多くの治療拠点をもうけることが必要だと三木谷は考えていた。

1997年に社員数たった6人で楽天市場を三木谷が始めた時、三木谷は、自ら路面店をまわって、楽天市場に出店するようくどいていた。

ニュース配信を核としたプラットフォーマーとして2兆円近いうりあげをあげるようになったヤフーもEC（イー・コマース）ではどうしても楽天に勝てなかった。その理由についてヤフーの元幹部がこんな面白い話をしてくれた。

このECは実は泥臭い世界だ。インターネット上に出店してもらう店の店主にはいろんな人がいる。ニュース部門で接していたのは、しょせんはインテリだ。ところがECでは、出店者が集まる会合をひらくと、戦闘服で身を包んだスキンヘッドの兄弟がいたりする。論ではない情の世界なのである。

こうした会合に、ヤフー創業時の社長の井上雅博は下がどんなに頼んでも絶対に出てこようとはしなかった。井上は東京理科大の数学科出身のエンジニアだ。合理の人で、それがヤフーを大きくもしたのだが、ことECに関しては楽天にはかなわなかった。

三木谷は泥臭いとびこみの営業活動もいとわなかった。

小林久隆を三木谷に紹介した新保哲也は、そうして獲得した最初の13店のうちのひとつの店主だった。

路面店をまわる時、三木谷は駐車場で腿あげや腕立て伏せの運動をして汗をかいてから、各店をまわった。

日本興業銀行出身のエリートらしからぬ泥臭い事業家という側面をもっていたからこそ、楽天のＥＣは他をよせつけない成功を収めたのだ。

これは携帯事業に進出してからも同じで、基地局の建設に三木谷は足を運んでいる。

そしてこれは、グループ全体で、１兆９２００億円の売り上げをあげるようになった２０２２年でも同じだった。

楽天メディカルで虎石貴と前田陽が、承認なった光免疫療法について、治療できる病院の拠点を増やそうと相談していたときのこと。虎石と前田は、実際に病院に足を運んで治療法のアピールをしようとしていた。

三木谷が割ってはいってこう言ったのだ。

「俺もいくよ」

しかし、そうは言っても、楽天市場創業の90年代とは違う。

病院ひとつひとつに三木谷が行って説明をするのか？

三木谷は忙しいスケジュールの合間をぬって北は北海道から南は九州まで、これを実際にやったのである。

そのことで、光免疫療法をやる資格をもった医師のいる病院は、２０２３年末までに沖縄をのぞく46都道府県で１３０にまで増える（現在は琉球大学病院でも可能）。

このことの意味は大きい。

治療は、地域の病院に広がっていかなければ袋小路になる。読者は前章で、「世界がうらやむウイルス製剤」と自称するG47Δ＝デリタクトの治療が、藤堂のいる東大の医科研でしか受けられないことをすでに知っている。第一三共側に、ライバルとも言える大阪医科薬科大学が、「西日本だけでも一拠点、デリタクトを供給してくれないか」と頼んだのも、患者にとって東京まで行くのはあまりにも酷だからだ。

郡山にある南東北病院のBNCTセンターと、大阪医科薬科大学にあるBNCTセンターのどちらかでしか治療をうけられないBNCTも同じ弱点を抱えていると言えるが、こちらのほうは、適応の患者であればできるかぎり受け入れていた。

全国病院行脚

三木谷の全国行脚は、2022年4月に始まっている。三木谷付の前田陽は楽天の社長室に、「病院まわりをしたいので日程を確保したい」というリクエストをだしておく。

そうして決まった日程に全国各地の病院のアポをいれていくのだ。

当初九州は佐賀から入る予定だった。ところが、訪問先の病院の医師がコロナになってしまったことで、急遽福岡に変更になった。前田はさきのりしてレンタカーを借り、空港で待っている。レンタカーはトヨタのミニバンノアと決めている。一列目に二人、二列目に三人、三列目に三人のバンだ。ここに、運転手は前田、助手席は楽天社長室からの人間、二列目には虎石と三木谷が、そして三列目には、地域の病院担当の営業（ＭＲ）が座る。

4月15日のその日はまず久留米大学病院まで行き、そこでランチミーティングをした。前田は弁当を食べられなかったが、久留米から九州がんセンターにいく道中は、三木谷が「運転するから飯を食え」と弁当にありつくことができた。九州医療センターをまわったあとこの日は博多の居酒屋でみんなで夕食、博多のホテルに宿泊した。

翌日は、熊本まで一路運転をし、熊本大学病院を訪問したあと、三木谷は熊本空港から東京にかえっていった。

その後、8月の北海道、11月関西、近畿そして北陸と行脚は続くのだが、この病院訪問は単なる表敬訪問ではなかった。

三木谷によれば、まずこの療法を三木谷が広げようとしているという本気度を知ってもらう意味があることと、実際に光免疫療法を行ってどんな不便があるかを聞くことで、さまざまな改良につなげていこうとしていたのだ。

東京医科大学病院を訪問したときは、病室で実際に照射をうけた患者と面会している。その部屋に入ると目がなれるまで真っ暗だった。

光免疫療法では、照射後の一定期間は１２０ルクス以上あげてはいけないとされていた。これは照射が終わったあとのＩＲ７００が反応しないようにという意味がある。１２０ルクスとは夜道の街灯の下くらいの明るさだ。

患者は三木谷に「こう暗くては読書もできない」と訴えた。

この照射後暗い病室ですごさなくてはならないということの不便さは東京医科大学病院だけでなく他の病院でもそういう声を聞いた。

楽天メディカルはＩＲ７００が反応する６８７ナノメーターの波長の光をカットした読書灯

を開発して供給を始める。

また、病院を実際に訪問してわかったことのひとつに、口腔下咽頭にがんができて照射をしようと思っても、現在の器具では難しいということだった。喉の奥でファイバーが曲がらなくてはならない。これは、メッシュ状に金属をあみその中にファイバーを通すことで解決した。喉の中でも自由にまがって下咽頭にも照射できる。

治療拠点を広げることで、問題点をみつけだしそれをとりいれて改良していく。それがユーザー、患者のためになり、治療が広がっていく。これは、三木谷がかつて楽天市場でやってきたやりかたをそのまま踏襲していた。


「なつかしいな」


2022年11月7日から8日は関西、近畿の病院をまわる強行軍のスケジュールだった。羽田で三木谷は、朝8時30分に出るJAL108便に搭乗する予定だった。ところが、機体故障があり、いちど搭乗したJAL便を降りざるをえなくなる。かわりのANAで伊丹に入るが、予定の時刻より大幅に遅くなっていた。前田は前乗りして借りたトヨタのノアで、空港で三木谷を拾い、この日は、近畿大学病院、関西医科大学附属病院、大阪国際がんセンター、神戸市立医療センター中央市民病院とまわった。神戸に宿泊し、二日目は、神戸から京都府立医科大学附属病院、愛知県がんセンター、名古屋市立大学病院、名古屋大学医学部附属病院とまわり岐阜大学医学部附属病院で医師と面会すると、日がとっぷりと暮れていた。

三木谷は、その夜東京で用事があり、21時までに戻らなくてはならない。

スマホで調べると岐阜羽島の駅からでる新幹線に乗れば間に合うことがわかった。

夜道をノアは一路岐阜羽島にむけて走る。

岐阜大学から岐阜羽島の駅までの道は、長良川沿いの県道を30分近く走る。日が暮れると、片側が川であることもあり、真っ暗だ。

三木谷がその道を走っているときふとこんなことを口にした。

「この道来たことがあるぞ」

１９９７年に楽天市場を創業したあと、全国を行脚して参加してくれる店を勧誘していた時にも、レンタカーでこの道を走ったというのだ。

「なつかしいな。楽天市場たちあげのときにもこうやって仲間増やしていったんだよな」

運転している前田陽は、その三木谷の声を聞きながら、楽天が二兆円ちかい企業になっても、この人はフロンティアを探しているんだなとちょっとした感動を覚えていた。

証言者・取材協力者
前田陽、三木谷浩史、虎石貴

第23章　日本脳腫瘍学会

2023年12月に行われた日本脳腫瘍学会学術集会で、大阪医科薬科大学の川端信司はBNCTとデリタクトの長期治療成績を比較する発表をした。両者の間には差はなかった。

日本脳腫瘍学会は、脳神経外科の医師を中心に組織されている学会で毎年一回、学術集会を開く。学術集会の会長は、毎年変わっていくが、2023年12月3日から5日まで新潟月岡温泉で行われた学術集会の会長は藤堂具紀だった。

この学会の初日に、大阪医科薬科大学の川端信司が、BNCTの膠芽腫治験フェーズ2について発表を行うことになっていた。

ステラファーマの治験では1年生存率を主要評価項目においていたために、2年生存率、3年生存率という長期的な効果はわからなかったが、この発表ではその後のフォローをもとにそれも明らかにするという。

発表の演題は「再発性膠芽腫患者に対する加速器中性子源を用いたBNCT第2相臨床試験の長期成績」。

私はこの発表を聞きたいと思った。というのは、この中で川端はデリタクトの治療成績との比較もすると聞いていたからだった。

そこで川端の了解をとったうえで、川端の発表を取材したいと、日本脳腫瘍学会学術集会の連絡事務局に趣旨を説明したメールを送った。これまで学会の取材は日本認知症学会や、国際的な学会ではアルツハイマー病臨床試験会議（ＣＴＡＤ）や後述のアメリカ臨床腫瘍学会などいくつも取材をしていたが断られた例はなかった。

ところが、連絡事務局はこんなメールを送ってきたのだった。

「本学会はクローズな会のため、一切取材はお受けしておりません。

川端先生の取材については、学会場外にて個別に行って頂ければ幸いです」

事務局に電話をして誰がこの決定をくだしたのかを確認してみた。すると事務局は「藤堂先生に確認をしたところ、こういう答えでした。ご理解ください」とのことだった。

学会には患者団体や、製薬会社、医療機器メーカーの人も出入りし、初日には文化講演と題して有働由美子が「伝わる話し方のコツ～テレビの舞台裏あれこれ」という講演をすることになっている。この司会は藤堂具紀だ。どこが、「クローズな会」なのかさっぱりわからなかったが、そういうので、新潟月岡温泉まで行くのは断念した。

以降は川端が、学会の直後に取材に応じてくれたことをもとにして書いている。

デリタクトvs.ＢＮＣＴ

日本脳腫瘍学会の学術集会はもともと泊まり込みでやることになっている。

２０２３年の学術集会は新潟月岡温泉で行われている。月岡温泉は新潟駅から車で50分ほどの距離にある。バブル経済崩壊後いったんさびれたが温泉街再興のとりくみとともに人気の温泉として復興した。そのなかの象徴的な五つ星の温泉旅館「白玉の湯　華鳳」で12月３日

（日）から三日間行われた。

午前11時の会長の藤堂の開会の辞から始まる学会は、夕方の有働由美子の講演の後、ウエルカムディナーとなる。ここで酒が出る。

このあと21時からポスターセッションが始まるのである。

ポスターセッションとは、ポスター一枚に発表がまとめられており、この前にたって発表者が説明をし質疑をうける。

川端の発表する「再発性膠芽腫患者に対する加速器中性子源を用いたＢＮＣＴ第２相臨床試験の長期成績」が始まったのはもう23時も近かった。

脳腫瘍学会の伝統は、食事会のあとのポスターセッションにある。「ポスターアンドワイン」と言ってみなワイングラス片手に発表を聞く。議論も激しくなる。

川端の発表のポスターには、17枚のパワーポイントからの出力がはりつけられている。問題のスライドは12枚目と13枚目にあった。

ＢＮＣＴの長期成績とデリタクトの長期成績を並べて比較している。

両者に差がないことは一目瞭然だった。

川端自身はひかえめに、こういった表現で説明をした。

「デリタクトの成績はいいが、ＢＮＣＴも悪くない」

が、質問はこの二枚のスライドに集中した。

「なぜデリタクトは承認されたのか？」

「長期生存が数例あったからです」

「長期生存という点ではＢＮＣＴもそんなにかわらない。いったい何が起こっているのか？」

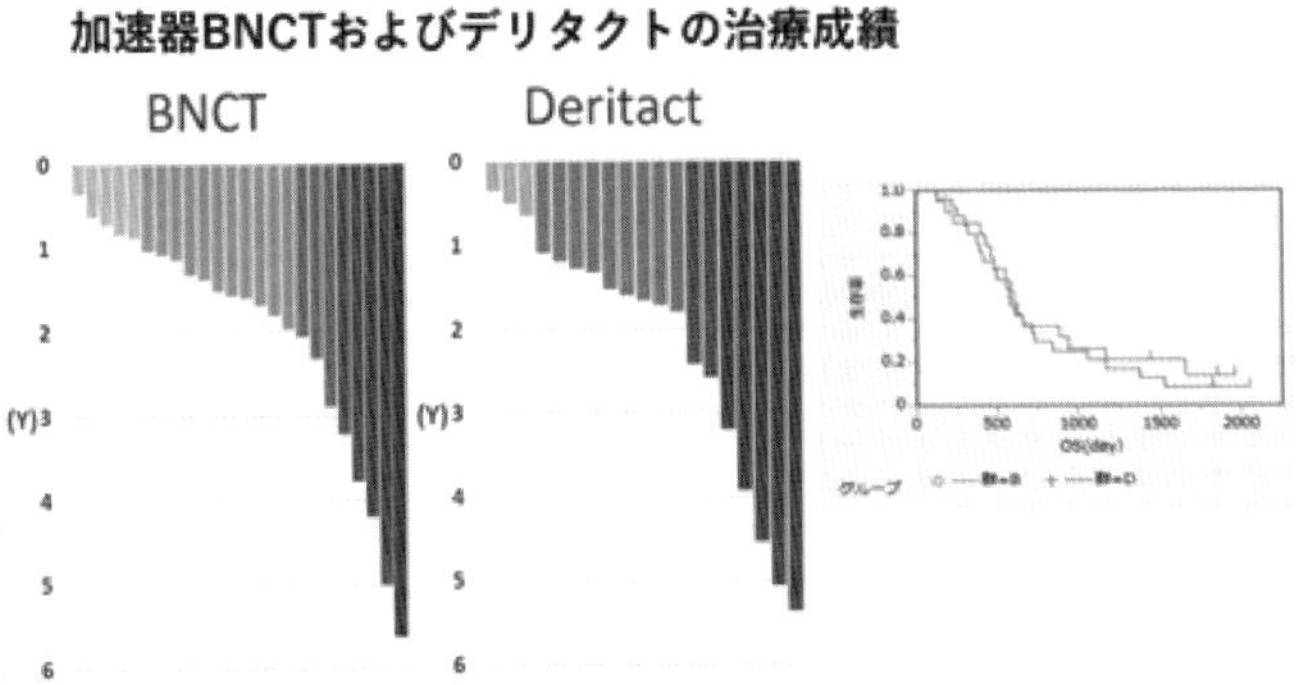

「再発性膠芽腫患者に対する加速器中性子源を用いたＢＮＣＴ第２相臨床試験の長期成績」川端信司他ポスターより。

「薬事承認のルールがデリタクトは再生医療等製品なので違うのです。審査の仕組みが根本的に違います」

ＢＮＣＴの承認申請のデータになかったもの

川端はデリタクトの審査報告書を読んだ時、なぜＰＭＤＡが長期生存例数例をもってデリタクトを「条件及び期限付き承認」としたのかがわかったような気がしていた。

川端は、ＢＮＣＴの承認申請の際、ステラファーマの林らと一緒にＰＭＤＡと交渉をしていたからどんなデータをだしてどんなデータを出していないかをよくわかっていた。

ＢＮＣＴは一年生存率は出していたが、長期生存については何も言っていなかったのだ。ここがポイントだろうと考えていた。つまり両者はほとんど同時期に承認申請をしようとＰＭＤＡと交渉をしていたのである。

審査第五部と再生医療製品等審査部と担当するＰＭＤＡの部署は違う。しかし、厚労省にそれぞれの部は報告する。そこで両者の数字は共有される。

だから、一年生存率でデリタクトを承認するわけにはいかなかったのだと川端は考えている。両者の数字は変わりはない。しかし、ＢＮＣＴの24例では統計的な意味での有効性は確認できたとは言えない。審査五部としては、承認申請をうけつけることはできない。こうした中で同じ一年生存率を主要評価項目においたデリタクトを承認するにはどうすればよいか？　ＢＮＣＴが出していないデータをもって承認をするしかない。そうであれば、両者を比較することはできないからだ。

だからこそ、企業治験がおわったあとも、治験に参加した患者を追跡することが重要だと宮武や川端は考えていたのだった。そしてデリタクトの治験について藤堂がネイチャー・メディスンに発表したそのデータには、個別の患者の生存期間が記されていた。

これで両者の完全な比較ができると宮武と川端は考えたのだ。

海南島医療特区

ホテルの二階ロビーに板がたてられそこに発表になるポスターが貼られている。ポスターセッションは、同時にいくつものポスターの発表があるのだが、初日のとり近くになった川端の発表には20人近くが詰めかけてきていた。

いわゆるBNCT派の医者だけではない。国立がんセンター医長の大野誠、東京医科歯科大学の脳神経外科の田村郁らの顔もあった。宮武も川端の発表を聞いていた。

ただし、藤堂の姿はなかった。

川端は続ける。

「BNCTのほうは通常の抗がん剤と同じ承認基準が適用されます。しかし、悪性脳腫瘍にこの基準を適応させるのは非常に難しい」

ここで川端は逆に発表を聞いている側に質問をしてみた。

「PMDAはフェーズ3に進めと言います。ランダム化比較試験でやれということですが、みなさんかりにBNCTの膠芽腫の治験をランダム化比較試験でやるとして患者を送ることができますか?」

これに対して積極的に送ることができると答えた医師はいなかった。

ランダム化比較試験をやる場合、大阪医科薬科大学までかよってもらう必要がある。しかしエントリーをして比較対照群にわりふられた場合には、照射はうけられない。

比較対照群をどのような群にするかという問題もある。ベストサポーティブケアといってそれぞれの主治医が最良と考える方法にまかせるという方法だと、患者背景がまたばらけてしまうという問題点がある。そうなると、被験者の数を統計学的に有意なものにするために増やさなくてはならない。

川端や宮武が考えるのは50対50のランダム化比較試験だ。そうなると患者背景をそろえるために、比較対照群のほうにはアバスチンということになる。

つまり、BNCT群はBNCTプラスアバスチンとなり、比較対照群はアバスチンとなる。

しかし、それでもどうやって100人を集めるかという問題がある。

それがあったので、川端はためしに「患者を送ることができるのか」と聞いてみたのだった。

膠芽腫は年間の患者数が2000人という希少疾患だ。日本で100人の被験者を集められるか？

その疑問に対する起死回生の一手は国際共同治験だ。

というのは、中国の医療特区である海南島に住友重工の加速器が建設されることになったのだ。稼働は2025年4月が予定されている。海南島の医療特区では中国国内で承認をうけていない治療法でも治療ができる。まずは日本で承認をされた局所進行再発頭頸部がんでの治療を始める予定だが、宮武は「中国の人口は日本の10倍以上ある。膠芽腫の治験をかりにやるとして十分な患者数がある」という。

ステラファーマで薬事を担当する林利充は、50対50＝100人のランダム化比較試験では数が少ない、PMDA側は認めてくれないのではないかと考えている。テモゾロミドにしてもアバスチンにしても400人以上の規模のフェーズ3をへて承認をされている。そうすると一人1000万円の費用がかかるとして40億円。その費用は現在のステラファーマには到底だせない。また出したとしても、日本の市場だけで回収できる見込みがない。

医師主導治験でやるにしても、AMEDが40億円もの金をつけてくれるだろうか？

その費用をどう工面するかという問題は依然解決していない。

証言者・取材協力者・主要参考文献

川端信司、宮武伸一

「再発性膠芽腫患者に対する加速器中性子源を用いたBNCT第2相臨床試験の長期成績」川端信司、古瀬元雅、柏木秀基、小坂拓也、福尾祐介、平松亮、野々口直助、後藤博美、成田善孝、宮武伸一、鰐渕昌彦　2023年12月3日　日本脳腫瘍学会

※ちなみにデリタクトが承認されたときの厚生労働省側の責任者は再生医療等製品の担当だった医療機器審査管理課の課長の河野典厚（取材時はPMDAの組織運営マネジメント役）である。また承認

時にＰＭＤＡで再生医療製品等審査部で審査役だったのは丸山良亮だ。

河野に書面で取材を申し込み電話をしたが、「『夢の治療薬』とメディアは書いているかもしれませんが、ＰＭＤＡの審査報告書は客観的な評価です」と言葉すくなに答えた。

「審査報告書を読んでもなぜ承認されたかわかりません」と重ねて聞くと「薬事審議会の議事録と審査報告書を読んでくれ」の一点ばりだった。

丸山良亮はデリタクトの承認申請うけつけが一年遅れたことを認めつつも「河野さんとも相談をして取材はお断りすることにしました。審査報告書がＰＭＤＡの判断です」とのことだった。

第24章　転移したがんを叩く

２０２３年夏、楽天メディカルは、転移性肝がんに対する光免疫療法の治験の開始を発表した。だが、小林久隆は使われている抗体に危惧を抱く。研究者の独立性とは？

２０２３年8月3日、横浜で行われたアメリカ臨床腫瘍学会のあとのメディア向けの会見で、三木谷は、転移した肝臓がんに対する光免疫療法の治験に入ることを発表した。

これは、ある意味小林久隆が、マウスで実証したことを人間でも可能かを確かめる治験に見えた。小林が光免疫療法と「免疫」の字をいれてこの療法を呼称したのには、一カ所のがんを光免疫療法で叩くと別の場所のがんにも効くということをマウスで実証したからだった（第6章74ページ）。

楽天が行うこの治験は、転移した肝臓がんの患者であれば入ることができる。それが大腸からの転移でも、膵臓からの転移でも入れることになる。

ただし、この治験で投与するＩＲ７００をくっつけた抗体はＥＧＦＲの抗体ではない。Ｔｒｅｇ細胞が発するＣＤ25という抗原の抗体なのである。

Ｔｒｅｇ細胞は、がんを攻撃するＴ細胞の働きを抑制する。そのＴｒｅｇ細胞にＩＲ７００がくっついて近赤外線を照射するとＴｒｅｇ細胞が破壊される。そうすれば、Ｔ細胞の働きが強くなってがんは退治されるだろう。がんの性質を記憶しているＴ細胞は血流にのって肝臓以外のがんにも届く。

ということを期待して行う治験だ。

局所進行再発頭頸部がんで投与をするアキャルックスと違うのは、アキャルックスが、がんそのものが発する抗原をターゲットにし、がんそのものを殺していくのに対して、こちらの治験では、免疫を抑制する細胞を殺そうとしている点だ。

この新しい治験では、がんを直接叩くのではない。免疫細胞を抑えている細胞を叩くのだ。肝臓がんを選んだのは肝臓がんではTreg細胞が他のがんより多く出ているからだ。

IR700をのせる抗体はさまざまであっていい。それが光免疫療法の強みだ。頭頸部がんであれば、EGFRという抗原の抗体にのせてIR700をがんまで運ぶ。そこで近赤外線を照射し、直接がんを破壊する。

しかし、記者会見のあと2023年12月に日本に来ていた小林久隆に聞くと、この楽天がおこなう治験についてはうかない顔をした。

「虎石さんには、ずっと言ってきたんです。この抗体ではだめだと」

楽天メディカルが始めたこの新しい治験に対する小林の危惧は、小林のルーツにかかわる。このノンフィクションで小林の出自が、コンジュゲート・ケミストリーであったことはすでに述べている。小林は、NIHのトーマス・ワルドマンのラボへ京大の人事をけって2001年6月にわたっていった（第2章）。

このワルドマンのラボはCD25というTreg細胞で出現する抗原のモノクローナル抗体を3種類つくっていた。

バシリキシマブ、ダクリズマブそして、7G7／B6という抗体である。

このうち、バシリキシマブを抗体としてＩＲ７００にのせ、Ｔｒｅｇ細胞を破壊しようというのが楽天の治験だった。

バシリキシマブはＦＤＡで承認をうけているので使いやすいということで楽天メディカルはこの抗体を選んだのだろうが、小林は終始、虎石に反対していたのだ。

というのはバシリキシマブは本来免疫抑制剤として開発されていたからだ。他人の臓器を移植する際に、自己の免疫が他者として攻撃しないよう免疫抑制剤としてそもそもＦＤＡにも承認をされていた。

たしかにＣＤ25のモノクローナル抗体だから、ＩＲ７００をＴｒｅｇ細胞まで運ぶだろう。Ｔｒｅｇ細胞が破壊されれば、Ｔ細胞の働きは強くなるだろう。しかし同時にバシリキシマブの免疫抑制の作用が働いて相殺されてしまうのではないか、と小林は危惧してそのことを虎石に伝えたのだった。

小林はＮＩＨでワルドマンが作った第三の抗体を推していた。ワルドマンのラボでつくったＣＤ25のモノクローナル抗体「７Ｇ７／Ｂ６」だ。これを小林はヒト化し「１４６６４」という抗体にしていた。

こちらのほうがバシリキシマブより50～１００倍ＣＤ25にくっつく。しかも免疫抑制の作用はない。

こちらをつかってＩＲ７００を届けたほうが確実だと小林は虎石に主張した。

「バシリキシマブでは、普通に考えてうまくいかない。将来的にこの免疫の分野は大きくしていかなければならない。なぜそんなに焦るのか？」

しかし、楽天メディカルのアメリカのチームがバシリキシマブで大丈夫と言い、虎石はそちらをとることになったと小林は言う。

ＡＭＥＤからの資金提供のめどがついたため、今この段階で光免疫療法の「免疫」に関する治験を行って耳目を集める必要がある、と虎石は小林に言ったとも小林は証言した。

研究者の独立性とは？

小林は、楽天メディカルの治験とは別に、ＮＩＨでつくったＣＤ25の抗体「１４６６４」をつかった臨床試験をＮＩＨで行おうとしている。

そのための資金をＳＢＩホールディングスの北尾吉孝にだしてもらおうとしていた。その北尾に会う前日に私に会って独自の臨床試験のことを明かしたのだった。

三木谷は小林に「いずれはすべてのがんにこの光免疫療法を広げていく」と約束をしているが、このペースではとうてい間に合わないのではないかと小林は危機感をもっている。

それもあって、自らＮＩＨで独自の治験をやろうとしているということになる。

すでに書いたことだが、小林は楽天メディカルとの経済的な利害関係がないようにしている。だから「楽天が行おうとしている新しい治験は抗体に危惧がある」といった指摘も私にできるのである。

楽天メディカルの虎石貴に、小林とのやりとりを含め、抗体にバシリキシマブを選んだ理由について書面で尋ねたが、広報を通じて「記載されているような内容の議論を小林先生と行ったという事実はありません。また、議論の内容についてはＮＩＨとの守秘義務上、開示できま

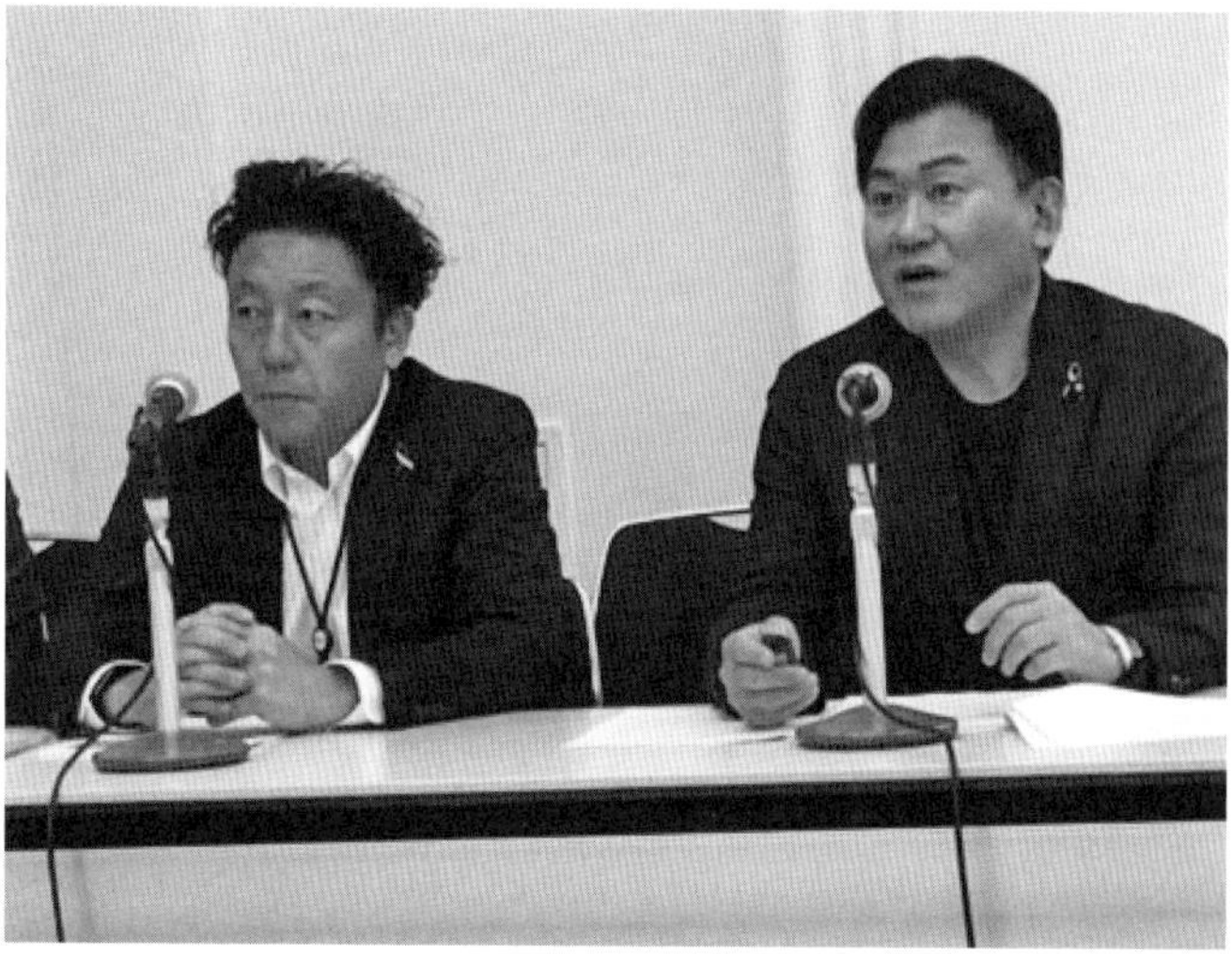
2023年8月3日　パシフィコ横浜で行われた会見。左が虎石貴、右が三木谷浩史。

せん」「抗体の選定については、開発戦略に関わる重要な情報ですので、回答はご容赦いただけますと幸いです」と回答してきた。

２０２２年4月関西医科大学に附属光免疫医学研究所が開設し、小林久隆は所長に就任した。それまでも楽天の金をめあてにいくつかの大学が小林に同様の施設をつくることを提案してきたが、小林は全て断っている。理由は、楽天メディカルや楽天とは独立して研究を続けたいという思いからだった。

関西医科大学は、１００周年記念行事として20億円の予算を関西医大自身がとるということだったのでこの話をうけた。

しかし、関西医科大学からの報酬はいっさいうけとらないことにしている。それは小林はＮＩＨの研究者であり、国家公務員だからだ。

月に一回のペースでワシントンから日本に来ているが、飛行機代は、毎回違う学会が招聘するという形で工面している。それで足りない分を関西医科大学が出している。

小林は2001年に京大を離れた時から、日本のいわゆる学閥からは超然としていた。そのことで、たとえば日本国内のさまざまな賞については、無視に近い扱いをうけていたりする。がんの場合、佐川急便がつくっている財団など、さまざまな賞があるが、そうした企業がからむ賞にはまったく興味がない。

研究者が自分が研究している療法に関して金銭的な利害を持つようになるとどうしてもバイアスがかかってしまう。そうした例を小林はいくつもみてきた。

私が日本脳腫瘍学会から閉め出されたという話を小林は聞くと驚きあきれてこう言った。

「学術集会というのは、基本オープンに議論するためにあります。米国の学会では逆に登壇者が、企業の秘密のためにこの話はこれ以上はできない、ということを言ったとたんに、座長が『それならば、降壇してください』とその場で登壇者をおろしたことを見たこともあります」

今後も小林は独立性をもった研究者として「光免疫療法」の適用を拡大する活動をしていくつもりでいる。

膠芽腫に対してもいつか着手したいと何度もくりかえした。

証言者・取材協力者
小林久隆、虎石貴、三木谷浩史

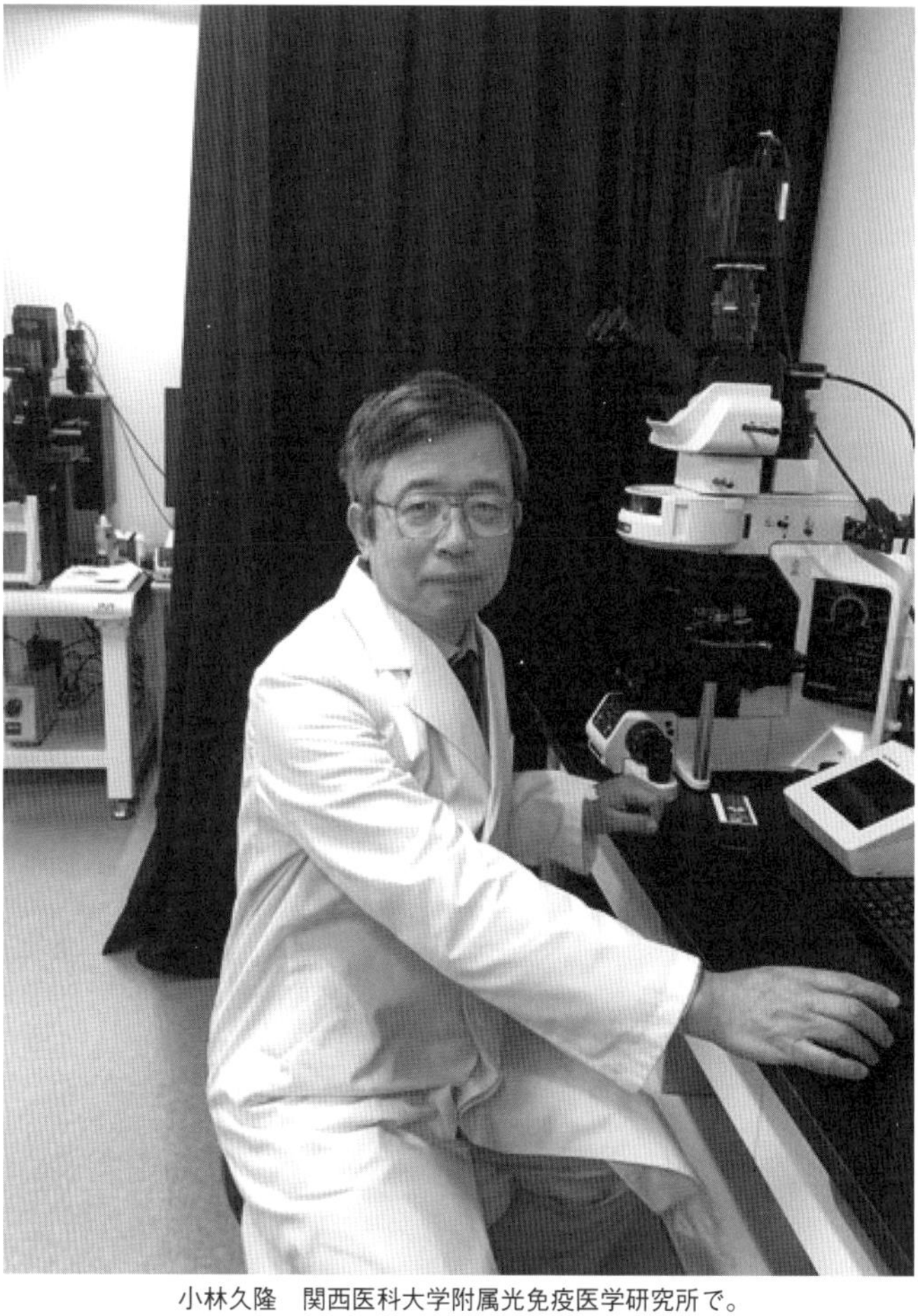

小林久隆　関西医科大学附属光免疫医学研究所で。

第25章　なぜ治療が難しいのか？

「血管新生阻害剤」「分子標的薬」「免疫チェックポイント阻害剤」近年のがん治療のブレークスルーをすべてはねのけてきた「膠芽腫」。脳が脳ゆえにその治療が難しい。

G47Δ（デリタクト）もＢＮＣＴもその治験はランダム化比較試験でないシングルアームの治験だ。G47Δは19例のうち3例、ＢＮＣＴは24例のうち2例の長期生存があった。しかしこれらの治験の患者背景は、G47Δの場合でいえば、19例のうちの9例が腫瘍残存の患者が入っていた。また19例のうちの6例は予後のいいＩＤＨ1の変異を持つ患者だった。

そもそも膠芽腫の5年生存率は6〜15パーセントであることが報告されている。つまり手術から放射線、テモゾロミド、アバスチンの標準療法でもこれらの治験で見られたような長期生存者は20例前後の中で数例はでるということだ。

ＢＮＣＴの膠芽腫治験でＰＭＤＡが要求したレトロスペクティブな調査で同時期に国立がんセンターで標準療法をうけた患者との比較で差がつかなかったことは、それだけこの病気の治療が難しいことの証左だ。

しかし、なぜ、これほど治療が難しいのだろうか？

三つのブレークスルーもはねのけた

がん攻略の歴史をみていくと、２０００年代から２０１０年代にかけてあいつぐブレークスルーがあった。

それまでの手術、抗がん剤、放射線療法という三つの標準治療に風穴をあけるような新機軸の治療法が次々に開発されていった。

それは大きくわけて三つある。

一つ目は、がんが成長するのに必要な血管を、健康な細胞に作らせる回路を遮断する「血管新生阻害剤」。

二つ目は、がんの発する抗原に対するモノクローナル抗体をつくりそれに抗がん剤などの治療薬をのせて投与する「分子標的薬」。

三つ目は、京大の本庶佑の発見により開発された「免疫チェックポイント阻害剤」。これは免疫を抑える役割を果たしている抗原をブロックすることで、本来T細胞がもっている免疫力をたかめてがんを退治するという方法だ。

これらの新機軸で、膠芽腫以外の他のがんは、生存期間がめざましく伸張した。

しかし、これら三つの新機軸の薬は「膠芽腫」における治験で全て失敗しているのである。

だから、ＢＮＣＴやウイルス療法などの療法がこの病気に挑んでいるというわけだ。

幹細胞化による難治性

この本の冒頭で、脳神経外科医はＭＲＩの画像をみて、リングエンハンスが写っていると、その患者の過酷な運命を瞬時に理解し覚悟する、という話を書いている。

このリングエンハンスのまわりの光る環が腫瘍部分である。そして中の暗い部分は、腫瘍が壊死していることを表している。

この壊死はなぜ起こるかと言えば、腫瘍に血液がいかず極めて酸素が少ない状況におかれるからだ。

膠芽腫の大きな特徴をなすもののひとつにこの「虚血性」の状態というのがあげられる。そしてなぜこれが危険なのかと言えば、腫瘍細胞の幹細胞化がそれによって引き起こされるからだ。

細胞は、なんにでもなれる状態の細胞を幹細胞という。再生医療に使うｉＰＳ細胞もそのひとつだ。

脳内の細胞も幹細胞の状態から、神経細胞、神経細胞からの信号の出力をになう「オリゴデンドロサイト」、病原体の捕食などを担う「ミクログリア」、脳の重量の3分の1を占めてネットワーク調整の役目を担っている「アストロサイト」などのグリア細胞に分化していくと考えられている。

「膠芽腫」の場合、このうち「アストロサイト」ががん化するわけだが、ただ単にがん化するわけではなく、低酸素状態のなかで、幹細胞化する。

この幹細胞はきわめて治療抵抗性が高いのだ。

リングエンハンスを「死の円環」とこの本では名付けているが、まさにそのことを象徴している。

そして膠芽腫の「膠」はグリア細胞を意味し「芽」の文字はまさにこの幹細胞化を意味している。

免疫寛容

この本の第3章や第7章で、膠芽腫というのは他の臓器に転移をすることはない、という話を書いたのを覚えているだろうか？

この転移をすることはない、というのが逆にこの病気の難しさを表しているということも書いた。

なぜ転移をしないかと言えば、脳という臓器が、「免疫寛容」つまり免疫の機能が極めて弱いというところから来ている。

人間の細胞には、コピーミスがあり、常にがん細胞が生まれている。しかしT細胞がそれを察知し、除去することでがん細胞は増殖しない。そうした免疫細胞の攻撃をくぐりぬけた種が一気に増えていくのが、他の臓器のがんだ。

「分子標的薬」はその性質を利用してがんを叩く。つまりたとえばある種の乳がんであれば、HER－2という抗原を発する。そのモノクローナル抗体に抗がん剤をのせて投与すれば、がん細胞のみを叩くことができる。

ところが、膠芽腫のがんをしらべてみると、さまざまな種のがん細胞が混在しているのである。

これは脳内において免疫機能が弱いために、他の臓器であればたちどころに退治されてしまう種もいるという意味だ。

このことは単一の分子標的薬でがんを叩いても一種類のがんにしか効かず他は生き残るということを意味する。

免疫チェックポイント阻害剤はなぜ効かないか？

そして「免疫チェックポイント阻害剤」がきかないのは、そもそも脳内におけるT細胞がきわめて少ないためということになる。

「免疫チェックポイント阻害剤」によってT細胞の働きを阻害する因子をとりのぞいても肝心のT細胞自身がいないので、免疫が増強されようがない。

と、ここまで書くと、記憶力のよい読者は、この本の第4章にでてきたマルトゥーザの研究室の発見はどういうことだろうと困惑するだろう。

ヘルペスウイルスは感染すると、ヘルペスウイルスそれ自体への抗体が生じて免疫が発揮されるだけでなく、免疫系が刺激されることで、がん細胞そのものも殺すのではなかっただろうか？

その箇所をもう一度よく読んでほしい、実は、慶應大学からマルトゥーザの研究室にきた戸田がおこなったがん細胞に対する免疫の発生をみる実験でつかったがん細胞は大腸がんの細胞なのである。

藤堂がG47Δを発表した際にも、免疫の発生をみたのは、悪性黒色腫の細胞においてのみだった。膠芽腫の細胞は、その増殖が抑制されたことを示したにすぎない。

戸田は私にこう語っている。

「たしかに、私のおこなった実験は、免疫系がつよく作動する大腸がんにおいての実験でした。免疫寛容の場である膠芽腫においては、うまくいきませんでした。そのこともあって、私は次第に腫瘍溶解性ウイルスの研究から離れていったのです」

ただ、藤堂がG47Δのフェーズ2の治験結果を発表したネイチャー・メディスンの論文では、代表的症例として、患者番号1、患者番号10の組織の分析が写真とともに掲示されている。

これによれば、G47Δの投与後、ヘルパーT細胞とT細胞の浸潤が起こっている。つまり、免疫寛容の場である脳内で、免疫が働こうとしていた。

ただし、この代表的症例として出されている患者番号1は、G47Δの投与後も腫瘍が増殖し、腫瘍の増大が原因で485日後に死亡している。患者番号10も、1166日施術後生きたが、やはり腫瘍増大が原因で亡くなっている。

脳が脳ゆえに

このT細胞が脳内に少ないという理由は脳が脳ゆえであることに起因している。

きのうの私と今日の私が連続して存在するのは、脳内のネットワークが変わっていないからだ。

細胞の遊走性という言葉がある。それはT細胞が、他の組織に浸潤して免疫機能を発揮するように、細胞同士がつながるという意味になる。

この遊走性がおきないように、ネットワークが変わらないように脳のグリア細胞というのはきわめて厳格に管理されているのだ。だから、T細胞の浸潤もおきにくい。

またグリア細胞の中のアストロサイトは、10万本を超える突起があって他のアストロサイトとつながっている。このアストロサイトががん化するのが膠芽腫の本質と考えられているが、互いにつながっているために、分離が極めて難しい。

これが手術の難しさにもつながっている。

「この病気はどんなに上手に手術をしても治せない」（渡邉一夫総合南東北病院グループ理事長、プロローグより）。

「膠芽腫」への王手

脳神経外科医は、最初の画像をみた瞬間に、この患者が助かるかどうかがわかる。

脳は胃と違って全摘出ができない。

その機能温存と腫瘍切除のタイトロープをわたる。

その究極の手段が冒頭に紹介した覚醒下手術だ。

それでも残ってしまった腫瘍、再発してしまった腫瘍に対する方法としてＢＮＣＴは１９５０年代から試みられてきたということになる。

最初はホウ素を腫瘍に集める方法がわからず、放射線壊死によって患者を死なせてしまっていたのが、ＢＰＡというホウ素剤を開発してある程度の集積ができるようになり、また中性子の届く深さを熱外中性子を使うことで伸ばし、個別事例である程度の成果をあげるようになった。

ＢＮＣＴも光免疫療法のアプローチも、手術で残った腫瘍あるいは再発した腫瘍を物理的に破壊するという方法だ。

これらが、「血管新生阻害剤」「分子標的薬」「免疫チェックポイント阻害剤」の三つをはねのけていた「膠芽腫」への王手となるのだろうか。

そしてロジックでいえば腫瘍溶解性ウイルスも有望な方法であると言える。ウイルスによって腫瘍のみを破壊するというその方法は、脳内でも免疫を活性化させるということに成功すれば、これまでのべてきた障壁を回避するように見えるからだ。

免疫寛容の場である脳においても、免疫活動を活発化させることを示唆する結果を藤堂以外の研究者もだしている。

だが、Ｇ47Δはその有効性をいまだ証明していないのだ。

藤堂の師匠筋にあたるマサチューセッツ総合病院のロバート・マルトゥーザによれば、Ｇ47Δについてアメリカでも承認申請ができないか、藤堂及び第一三共と検討したことがあるという。

Ｇ47Δのアメリカでの権利は、マサチューセッツ総合病院がもっている。

藤堂が日本でおこなったフェーズ2の治験は重要だが、と断ったうえで、マルトゥーザは私にこう言った。

「しかし、アメリカの規制当局であるＦＤＡは、藤堂の行った治験の患者背景のバイアスについて非常に問題だと考えるでしょう。この治験をもってＦＤＡが、Ｇ47Δを承認することはない。

そうなると、ランダム化比較試験が必要になる。ひとつの群はＧ47Δ、いまひとつの群はベストサポーティブケアという主治医が最善と思う療法。これを比較して有意に差をつける必要がある。

統計学的に有意な結果を得るためには、大勢の被験者が参加するフェーズ３を行う必要がある」

マルトゥーザによれば、第一三共は、そのフェーズ３をやるだけの資金を投ずることはできない、ということだったのだという。

証言者・取材協力者・主要参考文献

岩立康男、戸田正博、大和隆志、Robert L. Martuza

Mosaic amplification of multiple receptor tyrosine kinase genes in glioblastoma, Matija Snuderl, Ladan Fazlollahi, Long P Le, Mai Nitta, Boryana H Zhelyazkova, Christian J Davidson, Sara Akhavanfard, Daniel P Cahill, Kenneth D Aldape, Rebecca A Betensky, David N Louis, A John Iafrate, Cancer Cell, 2011 Dec 13.

Normalization of tumor vasculature: an emerging concept in antiangiogenic therapy, Rakesh K Jain, Science, 2005 Jan 7

EZH2 inhibition: a promising strategy to prevent cancer immune editing, Ning Kang, Mark Eccleston, Pier-Luc Clermont, Maryam Latarani, David Kingsley Male, Yuzhuo Wang, Francesco Crea, Epigenomics, 2020 Aug 12

Cancer cell heterogeneity and plasticity: A paradigm shift in glioblastoma, Yahaya A Yabo, Simone P Niclou, Anna Golebiewska, Neuro-Oncology, 2022 May 4

Single-cell RNA-seq highlights intratumoral heterogeneity in primary glioblastoma, Anoop P Patel, Itay Tirosh, John J Trombetta, Alex K Shalek, Shawn M Gillespie, Hiroaki Wakimoto, Daniel P Cahill, Brian V Nahed, William T Curry, Robert L Martuza, David N Louis, Orit Rozenblatt-Rosen, Mario L Suvà, Aviv Regev, Bradley E Bernstein, Science, 2014 Jun 20

Plasticity in Glioma Stem Cell Phenotype and Its Therapeutic Implication, Yasuo Iwadate, Neurol Med Chir(Tokyo), 2018 Feb 15

※アバスチンは血管新生阻害剤だが、全生存期間（ＯＳ）を伸ばすわけではない。ＰＦＳ（無増悪生

存期間）を２・７カ月のばすという意味がある。つまり、再発後、２・７カ月の期間は病気の進行が凍結されるということで承認された。そして、実際は川上利博の症例のように、放射線浮腫を治療するという意味で使われている。他の血管新生阻害剤はレンビマをはじめ治験段階で有効性が確認できず、承認申請までいたっていない。

エピローグ　シジフォスが石を積み上げる時

京都大学原子炉実験所の教授の時代から、40年以上もＢＮＣＴの研究をしてきた小野公二を２０２４年の１月に訪ねると、午前中の会議で宮武伸一とひともんちゃくあったのだと言う。

小野が所長をしている大阪医科薬科大学関西ＢＮＣＴ共同医療センターの定例の会議だった。ここで、膠芽腫に対するフェーズ３の話が出た。

宮武はやりたいと言う。

小野は、「勝てるいくさでなければできない」とはねつけている。

第17章で、膠芽腫に関しては、どうしてもＰＭＤＡが承認申請をうけつけてくれない時、治験施設のひとつであった国立がんセンターで標準治療をうけた患者40名とＯＳ（全生存期間）を比較した話を書いた。

ここでほとんど差がつかなかったことについて、宮武は、「がんセンターのような施設では状態のいい患者が集まる」という解釈をしたが、小野は逆だった。

むしろ、こちらのほうに状態のいい患者が集まっていたのではないか？

シングルアームという治験で、知らず知らずのうちによい患者を集めていたのではないだろうか？

そうでないことを確認するには患者を治験組み入れ後に、くじで標準治療の群とＢＮＣＴの群にわける「ランダム化比較試験」を統計的に有意な被験者の数をつかってやらなくてはならない。しかし、それには、最低限の１００人で10億、グローバル水準であれば４００人で40億円はかかる。

勝算がなければ、できない、と小野が会議で言ったのはそういう意味だった。

宮武は「デリタクト（G47Δ）が承認をされているのに同じ治験成績のＢＮＣＴが承認されていないのはおかしい」と言う。が、小野は、それでは問題のとらえかたが間違っていると考えていた。

本来ならば、G47Δも、承認されるべきではなかったのだ。

実は宮武も、すでに同じ考え方だった。20数例のシングルアームの治験で承認がされないのはわかる。だから、フェーズ３のランダム化比較試験で確認をしたいのだ、そう考えていた。


この本の取材を始めた当初、なぜ、20例前後の被験者数、しかも比較対照群を治験時にもうけないシングルアームの治験で、がんの治療法が承認をされているのか不思議でならなかった。というのは、私がその前にやっていた本がアルツハイマー病の研究開発史だったからだ。アルツハイマー病の治療薬の治験では、１５００人規模のランダム化比較試験をふたつやって統計学的に有効性を証明しなければ、承認にはならなかった。

アンメットメディカルニーズという治療法のない病気の治療法を探して多くの研究者がこれにいどんだが、１９９０年代後半から始まった抗体薬の研究がようやく実を結んだのは、２０

２３年のレカネマブの承認まで待たなければならなかった。その間幾多の失敗があり、エランという巨大製薬会社はこの失敗によってなくなってしまったし、ファイザーなどのビッグファーマもあまりにリスクが大きすぎるといって撤退をしていった。

そうしたなかで、諦めずに開発を続けフェーズ３で統計的に有効性を証明したのが、エーザイのレカネマブであり、イーライリリーのドナネマブだった。

こうした厳しい基準をとるのは、保険財政と患者の負担でまかなう治療であるからあたりまえのことなのだ。

であるから、なぜ、19例のフェーズ２で承認をされた治療法が、日本のテレビ番組や雑誌で「画期的な治療法がついに承認された」ともてはやされているのか、まったくわからなかった。

その素朴な疑問から始まった調査で、２０１４年の薬事法の改正にいきつき、有効性の証明でも確認でもなく、「推定」で市場にだしてしまうという「再生医療等製品」のトラックができたことを知ったということになる。

こと「がん」に関するかぎり、ほとんどすべての報道が、専門家の言い分をそのまま報じるというものであること、単行本や新書も研究者自身によるものが多いということ。しかし、そうした報道や本では、治療法の開発に密接にかかわっている政治や経済については書いていない。ここに自分がこのテーマをやる意味があるとわかったのは、調査をして半ばをすぎたころのことだった。

「膠芽腫」というもっとも難しいがんは、30年以上ほとんど治療法の進展はみられていないと言われている。

しかし、それでも本文中に書いたようにテモゾロミド（２００６年）とアバスチン（２０１３年）が承認されたことで、治療の現場は大きくかわったという。

テモゾロミドは、ＤＮＡ転写をブロックするいわば古いタイプの抗がん剤だが、こんなに予後が伸びるのかと実感した医者は多かったという。千葉大学医学部附属病院で「膠芽腫」の患者を当時みていた岩立康男も、最初に使った３人の患者でそう感じた。１人は現在も存命中だ。

治験の成績ではＯＳ（全生存期間）を２・５カ月伸ばしたことで承認をされ、「たった２・５カ月か」と当時も今も言われているが、それでも６００人のフェーズ３で２・５カ月生存期間を伸ばしたということは、実診療で手応えを感じるほどの効き目だということなのだ。

長年ＢＮＣＴに携わってきた小野公二もまったく同じ感想を私にもらしていた。

本当の意味で、新しい治療法が保険財政をつかいながら誰もがアクセスできるようにするためには、４００人以上の被験者が参加をするランダム化比較試験で、統計学的に有意に、ＯＳ（全生存期間）を伸ばさなくてはならない。

再生医療を日本の基幹産業にするという触れ込みで始まった「再生医療等製品」のトラックだが、この本で明らかにしたように「有効性の推定で市場に出す」など科学をないがしろにした矛盾をはらんでいる。それは結局は、政治や経済にもよい結果を生まない。

ゼウスに罰せられ岩を山頂に運ぶ仕事を言いつけられたシジフォス。山頂に岩を運び上げるとすぐにその岩は転がり落ちシジフォスは永遠に岩を運び続けるという「シジフォスの神話」。

「膠芽腫」における新しい治療法の開発は調べれば調べるほど「シジフォスの神話」のようだと思うことがあった。

ほとんどの患者が診断から一年半以内に亡くなっていくのだ。「膠芽腫」の患者の医者や研究者でいることは、精神的に辛いのではないか。

そう、会う研究者ごとに聞いていったが、冒頭の桂禎次郎の覚醒下手術を執刀した岩立康男のこんな言葉にはっとした。

シジフォスの神話のようではないか。

そう聞いたときに、岩立は落ち着いた太い声でこう答えたのだった。

「私は桂さんの場合もそうだったけれど、いつも治せると思ってオペに入るんです」

この岩立の答えは、この本に登場するすべての医者や研究者になんらかの形で共通していると思う。

きちんと岩を運び終わり、その岩を礎にして次の頂を目指すということが時に起こる。

登頂不可能にみえる「膠芽腫」という山の頂にも、いつか到達できる、そうした限りない楽観をもって医者も研究者も日々の仕事をしている。

冷徹な科学の眼とともに——。

謝辞

多くの研究者、医者、患者、患者の家族、官僚、製薬会社の社員が、この本の取材に協力をしてくれた。

人によっては6度、7度と取材を重ねることを許してくれた。

主要な証言者については各章末に記したが、背景の取材等でお世話になったが、名前をだすことがかなわなかった人もいる。そうしたすべての人にまずお礼を申し上げたい。

その中で元千葉大学医学部教授（現東千葉メディカルセンターセンター長）の岩立康男先生には、本全体を通じて、医学的な記述に間違いがないかどうか見てもらっている。むろん内容に関してすべての責任は私にある。

弁護士の喜田村洋一先生は、過去の私の作品と同様にこの本でもリーガルチェックを行ってくれた。「あぜんとするような話ですね」と時に素朴な感想をまじえながら、今回も的確なアドバイスを取材時からしてくれた。

原子炉や加速器でがんを治すという私がまったく知らなかった治療法のことを最初に知らせてくれ、この本の調査を始めるきっかけをつくってくれたのは、私が前に勤めていた会社で役員を務める小《こ》濱《はま》千《ち》丈《たけ》氏だ。氏には、おりにふれて温かい励ましをいただいた。

スローニュースの瀬尾傑氏には、『アルツハイマー征服』に続いてこの本でもさまざまな支援をいただいた。瀬尾氏は、有料のウェブメディアによってノンフィクションの再興をはかろうとしている経営者兼編集者だ。氏の明るい性格にも大いに助けられた。

そして、手術・抗がん剤・放射線という標準療法以降のがんの治療法の開発史を「膠芽腫」を主人公にして書くというこの本の提案にすぐにＯＫを出してくれ伴走をしてくれたのが、新潮社の内山淳介氏である。第一子の育児休業（男性も今や普通にとる時代だ）をはさんでこの本の刊行に尽力してくれ、ありがたいばかりだった。

２０２４年２月

下山進

下山　進　（しもやま　すすむ）

ノンフィクション作家。

1993年コロンビア大学ジャーナリズムスクール国際報道上級課程修了。

2019年３月文藝春秋を退社し独立。

この30年のメディアの構造的変化を描いた『2050年のメディア』（文春文庫 2023年）、
レカネマブ承認にいたる人類とアルツハイマー病の戦いの117年史『アルツハイマー征服』（角川文庫 2023年）を上梓。

他の著書に『アメリカ・ジャーナリズム』（丸善 1995年）、『勝負の分かれ目』（角川文庫 2002年）、『2050年のジャーナリスト』（毎日新聞出版 2021年）。

AERAで２ページのコラムを連載中。

元慶應義塾大学総合政策学部特別招聘教授、上智大学新聞学科非常勤講師。現聖心女子大学現代教養学部非常勤講師。

がん征服《せいふく》

著　者　下山《しもやま》 進《すすむ》

発　行　2024年６月15日

発行者　佐藤隆信
発行所　株式会社新潮社
〒162-8711　東京都新宿区矢来町71
電話　編集部　03-3266-5611
読者係　03-3266-5111
https://www.shinchosha.co.jp

装　幀　新潮社装幀室
印刷所　錦明印刷株式会社
製本所　加藤製本株式会社

乱丁・落丁本は、ご面倒ですが小社読者係宛お送り下さい。
送料小社負担にてお取替えいたします。
ISBN978-4-10-355711-1　C0095
価格はカバーに表示してあります。